l'alimentation anticancer

Pr Michel Crépin

Professeur à l'université de Paris-Nord

Avec la participation de

Delphine Bourlier

Diététicienne – Nutritionniste

Anne Festa

Directrice du réseau de santé Oncologie 93

FIRST Editions

Avertissement

Les informations fournies dans cet ouvrage ne remplacent en aucun cas les conseils ou le traitement d'un médecin ou d'un expert. Elles vous aideront simplement à faire des choix éclairés. Parce que chaque individu est unique, il appartient au médecin d'effectuer un diagnostic et de superviser les traitements pour chaque problème de santé. Si un individu suivi par un médecin reçoit des conseils contraires aux informations fournies dans cet ouvrage de référence, les conseils du médecin devront être respectés, car ils se basent sur les caractéristiques uniques de cet individu.

ISBN : 978-2-7540-3604-7
Dépôt légal : avril 2012

Imprimé en Italie par Legoprint

Correction : Fabienne Vaslet
Couverture : Olo éditions
Conception graphique : Olo éditions
Maquette : Christelle Defretin

Éditions First-Gründ
60 rue Mazarine
75006 Paris
Tél. : 01 45 49 60 00
Fax : 01 45 49 60 01
www.editionsfirst.fr

À tous ces héros ordinaires que sont les patients.

Remerciements à Agnès, Bernard, Carméla, Éveline, Marc, Marcelline, Micheline, Wilma pour leurs témoignages.

L'auteur

Pr Michel Crépin

La vocation de Michel Crépin est née à l'Institut Pasteur où il a préparé une thèse avec Jacques Monod (Prix Nobel) puis François Gros sur l'adaptation des bactéries à leur milieu nutritif et l'expression de leurs gènes en réponse à leur alimentation. Sa découverte de la recherche sur le cancer s'est faite aux États-Unis à la faculté de médecine de San Francisco avec Harold Varmus (Prix Nobel). Il cherchait à mettre en évidence, à partir des rétrovirus oncogènes animaux, des virus du même type, responsables des différents cancers humains. De retour à l'Institut Pasteur, il a poursuivi ce type de recherches avec Luc Montagnier (Prix Nobel) en cherchant des virus humains chez les premiers malades du SIDA. Il s'est avéré que contrairement aux souris, poules et autres animaux, l'homme n'avait pas de rétrovirus oncogène infectieux du même type, directement responsable d'un cancer. Depuis ces recherches, nous savons maintenant que d'autres virus comme le papillome (HPV) ou certains virus de l'hépatite sont co-responsables de cancers de la bouche, de l'utérus ou du foie.

Après 20 années passées à l'Institut Pasteur, nommé professeur à la faculté de médecine de l'université de Paris 13, il a initié des recherches avec son équipe de chercheurs en association avec des oncologues cliniciens de l'hôpital

Avicenne. Il a largement contribué à la compréhension des mécanismes cellulaires et moléculaires de la progression des cancers. En collaboration avec des chimistes de cette université il a développé des études de thérapies expérimentales sur des modèles animaux. L'étude de ses nouvelles molécules montrait qu'elles étaient très efficaces pour prévenir et traiter les cancers de la souris. Malheureusement elles ne semblaient pas très utilisables pour initier des essais cliniques chez l'homme. Plus récemment il a montré et publié que des polyphenols purifiés à partir d'une plante pouvait inhiber la prolifération des cellules de la prostate et induire leur sénescence. Pendant ces années d'études des chimiothérapies, hormonothérapies et maintenant biothérapies il a pris conscience que la prévention de l'apparition des cancers, de leurs rechutes et de leur progression par une hygiène de vie en particulier une hygiène alimentaire, pouvait apporter beaucoup pour prévenir l'incidence et la progression des cancers. Michel Crépin a publié ses résultats dans plus de 110 publications internationales. Il est membre de plusieurs sociétés nationales et internationales et expert de la Cancéropôle Ile de France.

Avec la participation de

EXPERT

Delphine Bourlier

Diététicienne-Nutritionniste

EXPERT

Anne Festa

Diplômée d'un DESS en Ethnométhodologie de la santé, spécialiste de la communication auprès des malades et de leurs proches, elle a travaillé successivement au sein du service social de l'Office National des Anciens Combattants et Victimes de Guerre de Paris , à l'Association de Recherche sur le Cancer ou elle a mis en place le premier service de téléphonie sociale « Allo Cancer ».

Au sein de l'association Vaincre la Mucoviscidose, elle avait la responsabilité du bulletin d'information destiné aux malades et à leur famille et a aussi participé à l'animation du réseau des bénévoles et des délégations territoriales, à la Ligue contre le Cancer et à l'Institut Gustave Roussy suite aux premiers États Généraux des malades du cancer, elle a crée le premier Espace de Rencontres et d'Information (ERI) qu'elle a ensuite déployé dans de nombreux services spécialisés en cancérologie dans toute la France. Puis elle a été chargée de mission à l'Institut National du Cancer, dans le département « information des malades ». Anne Festa est actuellement directrice du réseau de santé en cancérologie « Oncologie 93 » depuis 2008.

Elle travaille sur le territoire de la Seine Saint Denis, en partenariat avec plus de 20 structures de soins qui prennent en charge les malades atteints de cancer. Avec son équipe elle met en place, entre autre, des expérimentations innovantes pour aider les personnes les plus démunies et vulnérables à mieux « vivre » la maladie et ses traitements.

Sommaire

Préface

L'admission récente au Patrimoine immatériel de l'Humanité du repas gastronomique à la française, est une reconnaissance de l'art culinaire, du goût et de la diététique français. Cette culture portée à la quintessence par nos grands chefs est aussi un élément essentiel de la qualité de vie de la majorité des français.

Malheureusement la maladie peut venir briser cette fragile ordonnance. Le cancer, en particulier, ou ses traitements peuvent être source de perte d'appétit, de modification du goût rendant la nutrition difficile aboutissant ainsi à une altération de l'état général, une détérioration du confort de vie et parfois la mise en jeu du bon suivi du traitement. Plus récemment, les différentes sociétés savantes à travers le monde insistent sur l'impact d'une alimentation saine et réfléchie dans la prévention du cancer ou de ses récidives. Le bon suivi des recommandations de ces sociétés, en particulier le contrôle du poids associé à une activité physique régulière, permettrait ainsi, selon les différentes études, une diminution du risque de mortalité par cancer d'environ 30 %.

C'est dire l'intérêt de cet opus proposé par le Professeur Michel CREPIN. Se fondant sur son expertise de biologiste spécialiste des mécanismes intimes des cellules cancéreuses et sur ses talents culinaires, il vous y propose une synthèse qui privilégie le goût et les qualités nutritionnelles nécessaires à la prévention de cette maladie.

Joindre l'utile à l'agréable : une recette sûrement française !

Pr Jean-François MORERE
Coauteur du *Cancer pour les Nuls*, Éditions First

Avant-propos

L'expression « régime anticancer », largement utilisée dans les médias, sous-entend que les aliments que nous consommons agiraient comme des médicaments. Cette affirmation est fausse, scientifiquement infondée et peut être dangereuse. Aucun régime alimentaire ne peut se substituer à un traitement médical, quelle que soit la maladie.

Par « anticancer » il ne faut pas comprendre « curatif » du cancer mais préventif, en diminuant le risque de l'apparition de cancers cachés ou de la progression de tumeurs diagnostiquées. Il est faux de dire que la consommation d'un aliment, d'un nutriment ou d'un complément alimentaire puisse empêcher l'apparition d'un cancer, surtout lorsque l'alimentation est déséquilibrée. Il n'y a pas d'aliments « anticancer » comparables aux médicaments anticancer de la chimiothérapie.

L'alimentation « anticancer » pourrait marcher pour diminuer les risques d'apparition, le développement et l'extension de certains cancers chez certaines personnes. Toutefois les aliments dits « anticancer » ne peuvent pas guérir des cancers.

Des observations empiriques, des études épidémiologiques et des expériences scientifiques suggèrent ou montrent des liens et des effets entre certains aliments, des molécules alimentaires et la fréquence de certains cancers. L'alimentation actuelle est à la fois source de facteurs protecteurs et source de facteurs de risques pour le cancer. Elle peut protéger de certains cancers et, parfois, pourrait jouer un rôle déterminant dans l'apparition de certains cancers. Nous portons très souvent des microtumeurs qui, dans la plupart des cas, ne vont pas se développer ; mais certaines d'entre elles, malheureusement, à un certain âge et sous l'effet de différents facteurs, vont devenir des cancers.

Les icônes utilisées dans ce livre

ATTENTION

À RETENIR

LE SAVIEZ-VOUS ?

CONSEIL

TÉMOIGNAGE

POUR CONCLURE

EXPERT

Introduction

Le cancer est une maladie qui dure (maladie chronique) et a plusieurs causes (maladie multifactorielle). De nombreux facteurs génétiques, hormonaux et environnementaux peuvent participer à la naissance et au développement des cancers et agir à différentes phases de leur développement. Parmi les facteurs environnementaux, l'alimentation joue un rôle essentiel, il est possible d'agir sur elle pour accroître la prévention des cancers.

À RETENIR

Bien se nourrir pour éviter d'être malade.

LE SAVIEZ-VOUS ?

Si la mortalité par cancer baisse, le nombre de cas continue de progresser, du fait de l'amélioration du dépistage mais aussi à cause de facteurs environnementaux. En effet, nous sommes exposés en permanence à toute sorte de facteurs cancérogènes, dont des polluants divers généraux ou professionnels, provenant de l'eau, de l'air ou que l'on trouve dans nos aliments. Lors d'un récent colloque, l'Agence nationale de sécurité sanitaire (Anses) et l'Institut national du cancer (INCa) ont dressé un état des lieux des connaissances sur les liens entre expositions environnementales et cancers. Selon les chercheurs, seuls 5 à 10 % des cancers seraient liés à des mutations génétiques transmises héréditairement. Ce qui veut dire que 90 à 95 % des cancers sont liés à notre mode de vie (tabac, alcool, sédentarité, alimentation, exposition solaire, etc.), ou à une exposition à des agents chimiques, physiques ou infectieux, naturelle ou professionnelle.

Quels sont les liens entre cancers et alimentation ? Est-ce que des aliments ou un mode d'alimentation particulier peuvent provoquer un cancer ? À l'inverse est-ce que la façon de s'alimenter peut prévenir l'apparition d'un cancer ? Est-ce que les produits chimiques (conservateurs, pesticides...) que l'on trouve dans l'alimentation influencent l'apparition et/ou l'évolution des cancers ?
Telles sont quelques-unes des questions auxquelles nous allons tenter de répondre par le bon sens, l'expérience et l'état de nos connaissances actuelles.

L'alimentation peut-elle prévenir l'évolution de ma tumeur ?

Des analyses ont montré que 33 % des femmes entre 40 et 50 ans portaient des microtumeurs du sein alors que 1 % de personnes ont ce type de tumeur pendant leur vie. Pour les hommes, dans la même tranche d'âge, 40 % ont des microtumeurs de la prostate alors que 2 % de cancers de la prostate sont diagnostiqués cliniquement. Pour les microtumeurs de la thyroïde, ce sont 98 % des personnes dans la même tranche d'âge qui en portent. Nos défenses immunitaires empêchent en partie ces microtumeurs de devenir des cancers. Comment peut-on aider ces défenses immunitaires et empêcher ces microtumeurs de se développer par une bonne hygiène de vie, en particulier alimentaire, adaptée à chacun ?

À RETENIR

- *Environ un homme sur deux et une femme sur trois aura un cancer jusqu'à un âge avancé – plus de 80 ans.*
- *L'alimentation pourrait contribuer à diminuer ou à augmenter les risques d'apparition ou de rechute d'un cancer.*
- *Plusieurs études montrent clairement que la consommation de fruits et légumes variés est associée à la réduction du risque de cancer du tube digestif et des organes, de la bouche au rectum. Selon plusieurs rapports, un quart des tumeurs du tube digestif seraient attribuables aux facteurs nutritionnels – ou plus exactement à l'équilibre entre nos apports énergétiques (la qualité et la quantité de nos aliments) et nos dépenses par l'activité physique sous toutes ses formes.*
- *Une alimentation riche en fruits et légumes par rapport aux sucres et aux graisses permet d'éviter ou de limiter le surpoids, en cause dans beaucoup de cancers (œsophage, reins, côlon, pancréas, utérus, sein après la ménopause...). Ainsi, certaines études montrent que les hommes et les femmes en surpoids ont respectivement un risque augmenté de 52 % et de 62 % de cancers.*

Quelques chiffres sur l'alimentation et les cancers

Selon les estimations de l'Institut de veille sanitaire, en France, le nombre de nouveaux cancers en 2011 s'élève à environ 200 000 chez l'homme et à 160 000 chez la femme. Ainsi, on enregistre environ

1 000 nouveaux cas de cancer par jour. Les hommes sont plus affectés que les femmes, mais les femmes décèdent davantage du cancer que les hommes – chaque jour, environ 400 femmes décèdent d'un cancer dans notre pays. Par rapport à 2010, le nombre de nouveaux cas est en hausse (+2,2 %), même chez les enfants, tandis que la mortalité est considérée comme stable (+0,7 %).

À RETENIR

En prenant en compte les différentes études épidémiologiques, le « World Cancer Research Fund » ou Fond mondial de la recherche sur le cancer et l'« American Institute for Cancer Research » (WCRF/AICR) et l'Institut national du cancer (INCa) ont établi des recommandations en fonction des niveaux de preuve des relations entre nutrition et cancers comme « convaincant », « probable », « limité mais évocateur » ou « effet substantiel sur le risque peu probable ».

Les différents types d'études selon le Programme national nutrition santé (PNNS)

- Les **études écologiques** analysent la corrélation entre la fréquence d'un cancer dans diverses populations et, par exemple, les apports alimentaires de ces populations.
- Les **études cas-témoins** comparent la consommation alimentaire de personnes atteintes de cancers et de celles qui en sont exemptes, issues d'une même population.
- Les **études prospectives** mesurent l'impact du facteur alimentaire avant que la maladie soit déclarée.
- Les **essais de prévention** représentent l'étape ultime de la démarche épidémiologique : l'hypothèse « forte » d'une relation individuelle entre un facteur alimentaire et l'apparition d'une maladie peut conduire à l'élaboration d'une étude d'intervention, visant à montrer que la modification de ce facteur alimentaire entraîne une diminution de la fréquence de la maladie.

- Les **essais contrôlés au hasard (randomisés)** sont des études d'intervention nutritionnelle qui permettent de modifier de manière contrôlée la consommation d'un facteur alimentaire par les participants pour en mesurer l'impact.
- Les **analyses comparatives** de plusieurs études (**méta-analyses**) consistent à évaluer le lien entre l'alimentation et les maladies en calculant une moyenne des relations observées dans plusieurs études.
- Ces études épidémiologiques permettent de déterminer un **risque relatif** d'avoir ou de ne pas avoir de cancer. Le risque relatif est le rapport entre l'incidence d'une maladie chez les sujets exposés à un facteur de risque (ou de protection) et l'incidence de cette même maladie chez les sujets qui ne sont pas exposés à ce facteur.

Ce que montrent - ou pas - ces études

Pour certains facteurs alimentaires, les études épidémiologiques ont montré une relation qui doit être confirmée.

- Par exemple, la consommation de viandes et de poissons préparés par des méthodes de cuisson à haute température (grillade, barbecue…) indique une association positive avec le cancer de l'estomac. Ces données limitées ne permettent cependant pas de conclure définitivement.
- Certaines études épidémiologiques suggèrent un rôle protecteur des phyto-œstrogènes (essentiellement apportés par le soja) vis-à-vis de divers cancers, mais le

niveau de preuve limité de ces associations ne permet pas d'émettre une recommandation définitive.

- Les données scientifiques concernant le lien entre la consommation d'acide gras trans (voir p. 77) et le risque de cancers sont peu nombreuses et ne permettent pas de conclure définitivement.
- La consommation de lait ou de calcium protège probablement des cancers colorectaux tandis qu'une alimentation riche en calcium (supérieure à deux fois les apports recommandés) augmente probablement le risque de cancer de la prostate. Un apport élevé en calcium a donc un effet ambivalent chez l'homme.

1

Manger « anticancer » en respectant ses équilibres

Par manger « anticancer », nous entendons une hygiène alimentaire liée à un style de vie qui peut diminuer les risques d'apparition d'un cancer. Cette hygiène alimentaire contribue à se maintenir en bonne santé pour combattre plus efficacement non seulement le développement d'une tumeur mais aussi les autres maladies (diabète, maladies cardiovasculaires…).

Comprendre le cancer pour adopter les bons réflexes

À RETENIR

L'ADN qui porte nos gènes dans nos cellules est exposé non seulement aux ***substances extérieures mutagènes****, pouvant produire des mutations, mais aussi à des molécules produites* ***à l'intérieur de nos cellules*** *dans nos organes ; ce sont entre autres, les fameux* ***radicaux libres****. Ces radicaux, très agressifs pour les gènes et la vie de la cellule, vont être éliminés par des* ***systèmes internes de détoxification,*** *qui peuvent être débordés par la quantité de radicaux formés ou ne pas bien fonctionner. Certains aliments peuvent encourager ou au contraire contrecarrer la formation de ces radicaux mutagènes dans nos cellules.*

Comprendre la genèse d'un cancer

L'alimentation (boisson comprise) serait responsable de plus de 30 % des cancers. Cette estimation ne tient pas compte du tabac qui serait, à lui seul, la cause d'environ 30 % des cancers dans les pays industrialisés. Pour bien appréhender les liens entre alimentation et cancer, il est important de comprendre comment un cancer naît à partir de quelques cellules et comment il évolue, progresse dans le temps jusqu'à se généraliser avec des métastases.

Certains gènes peuvent être abîmés, mutés par nos aliments

Nos cellules se divisent lors de la réparation d'un tissu ou d'un organe lésé, ou simplement pour renouveler la fonction de la peau, du sang, des intestins... On estime que dans un organisme humain se produisent 65 millions de divisions cellulaires par jour et que chaque jour, 10 000 mutations de nos gènes apparaissent dans chacune de nos cellules en division.

La cellule cancéreuse, qui se transforme progressivement sous l'effet de mutations successives, peut survivre et échapper au système de défense de l'organisme, aux défenses immunitaires. Pour empêcher cette transformation, il faut bloquer sa multiplication ou induire sa mort en « l'affamant », en supprimant ses molécules « alimentaires », mais sans affaiblir le système immunitaire constitué des globules blancs. Tel est le défi pour contrôler l'évolution de la tumeur maligne.

Les trois grandes étapes de la naissance et de l'évolution d'un cancer

- **L'initiation** transforme une cellule normale en cellule mutée sous l'effet de mutagènes ou cancérigènes.
- **La promotion** va faire évoluer cette cellule vers un stade précancéreux et cancéreux par l'acquisition d'autres mutations ou d'activations de gènes.
- **La progression** est l'étape de la transformation en cellule cancéreuse envahissant les tissus sains voisins puis la formation de métastases dans des organes, à distance de la tumeur primaire (schéma 1).

Schéma 1

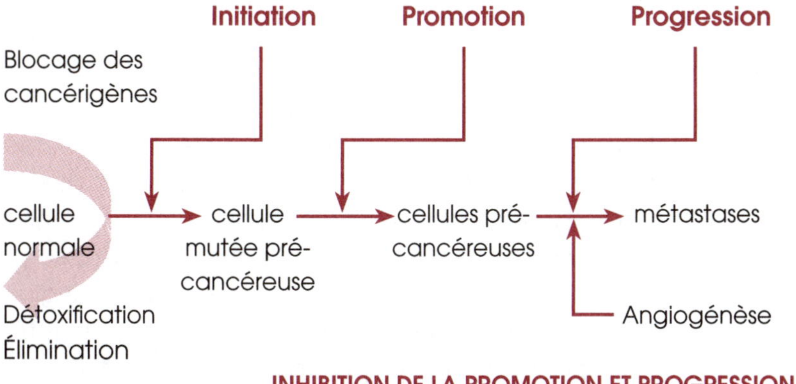

Des études expérimentales en laboratoire ont montré que certaines molécules présentes dans certains aliments peuvent d'une part **empêcher les mutations**, par exemple en bloquant la formation des radicaux libres et d'autre part **contrôler les divisions cellulaires, la survie ou la mort des cellules** en régulant l'expression de certains gènes. Ces aliments peuvent aussi aider à **détoxifier l'organisme** en éliminant les toxines cancérigènes dès l'initiation des microtumeurs. D'autres molécules peuvent aussi agir sur les étapes de la promotion et de la progression ainsi que sur la vascularisation des tumeurs (l'angiogenèse tumorale). Le schéma 1 montre ces différentes étapes, sur lesquelles l'alimentation pourrait agir indirectement.

L'influence de l'alimentation sur le développement de certains cancers

Les aliments suivent plusieurs étapes dans notre organisme et sont transformés en molécules actives, pour le bon fonctionnement de nos organes. Beaucoup de ces molécules sont absorbées et passent dans le sang pour agir à distance sur un organe spécifique. Nous connaissons tous l'effet de l'alcool ou de la caféine sur le cerveau. Nous savons aussi que le foie et les reins, par exemple, éliminent plus ou moins des molécules toxiques pour l'organisme. L'absorption et l'élimination de certaines molécules d'origine alimentaire sont aussi fortement modulées indirectement par l'exercice physique ou une vie active. Ces aliments ne peuvent influencer ces phénomènes que lorsqu'ils sont consommés en grandes quantités et de façon continue.

Les modes d'action des principaux facteurs nutritionnels sur le risque de cancer

Les relations entre l'alimentation et les risques de cancers sont assez complexes. Il est possible de distinguer différents effets.

1. Des **effets directs** de l'alimentation :

- par un déficit en certains aliments reconnus pour leur rôle protecteur contre certains cancers (fruits et légumes, vitamines, fibres, sélénium…) ;
- par un apport en excès de certains aliments dont on a mis en évidence la relation avec le cancer : l'alcool, la viande rouge, le sel, les aliments trop salés…

2. Des **effets potentiels** peuvent être aussi liés à l'apport de contaminants dans l'alimentation. La réglementation a fixé des limites maximales de résidus (LMR) pour tous les contaminants susceptibles de présenter un risque accru de cancer (dioxine, pesticides, métaux lourds…).

3. Des **effets indirects** de l'alimentation qui peuvent être dus au surpoids ou l'obésité induisant des déséquilibres (hormonaux, métaboliques…).

LE SAVIEZ-VOUS ?

Certaines molécules, présentes en plus ou moins grandes quantités dans certains aliments, peuvent avoir un effet sur cinq phénomènes cancéreux :

- *la division anarchique et incontrôlée des cellules cancéreuses ;*
- *la mort ou la survie des cellules cancéreuses dans leur micro environnement ;*
- *l'accumulation de mutations additionnelles pour rendre plus agressive la cellule cancéreuse ;*
- *la vascularisation sanguine de la tumeur, qui nourrit celle-ci ;*
- *les défenses immunitaires qui permettent de ralentir l'évolution de la tumeur.*

4. Des **effets liés à l'activité physique**, celle-ci ayant un rôle à jouer dans l'équilibre énergétique en rapport avec l'alimentation.

À RETENIR

La réussite du traitement chirurgical *dépend de la quantité de cellules cancéreuses retirées – idéalement, la totalité. On sait actuellement colorer uniquement les cellules cancéreuses dans certains types de cancers. Par exemple, pour le cancer de l'ovaire, la fixation d'un folate fluorescent sur son récepteur, présent exclusivement dans les cellules cancéreuses, permet au chirurgien d'enlever toutes les cellules cancéreuses colorées.*

Comprendre les traitements actuels des cancers

Les traitements actuels des cancers sont très variés et dépendent du type de tumeur, de sa localisation, de son stade d'expansion et de l'efficacité des traitements disponibles. Pour la compréhension des chapitres suivants, nous définissons ici de façon concise, les principaux traitements[1].

La chirurgie

C'est le traitement le plus ancien et est très souvent utilisée pour des cancers opérables lorsque l'état général du patient le permet. Ce traitement qui a fait ses preuves réussit mieux sur des personnes qui sont en bonne santé et ont une bonne hygiène de vie.

À RETENIR

La radiothérapie, qui est souvent associée à d'autres traitements comme la chimiothérapie, a des effets secondaires limités sur l'organisme général.

La radiothérapie

Cette méthode de soins utilise des radiations ionisantes pour détruire les cellules tumorales. Mais l'inconvénient est que les cellules normales des tissus sains adjacents peuvent aussi être détruites par le faisceau de rayons.

1. Pour davantage de détails, lire *Le Cancer pour les Nuls*, aux Éditions First.

L'hormonothérapie

Ce traitement est donné le plus souvent par voie orale pour les tumeurs hormono-sensibles (essentiellement du sein et de la prostate).

À RETENIR

Ces molécules vont inhiber la division des cellules tumorales sensibles aux hormones et les faire mourir.

Les chimiothérapies

Celles-ci utilisent des molécules chimiques comme médicaments pour bloquer la division des cellules tumorales et/ou les tuer. Ces molécules se diffusent dans l'organisme pour traiter les cellules cancéreuses mais elles peuvent aussi avoir un effet toxique sur des tissus comme le sang ou les organes du tube digestif.

À RETENIR

Les effets secondaires d'une chimiothérapie peuvent être fortement atténués par une bonne hygiène de vie, en particulier alimentaire. L'avant-dernière génération de molécules chimiothérapeutiques provient de substances naturelles toxiques comme celles isolées d'une pervenche de Madagascar ou de l'if.

Les thérapies ciblées ou biothérapies

Elles prennent pour cibles des molécules présentes presque uniquement dans la cellule cancéreuse et épargnent ainsi au maximum les cellules normales. Les médicaments utilisés vont bloquer l'action des facteurs cancérigènes. Ce blocage peut aboutir à l'arrêt de la croissance de la tumeur et/ou à la mort des cellules tumorales, induisant une diminution de leur taille. Il est aussi possible de cibler les tissus adjacents à la tumeur qui la nourrissent, comme les vaisseaux sanguins. En diminuant la vascularisation, l'angiogenèse de la tumeur, les cellules tumorales vont être affamées et entrer en sénescence (vieillissement).

À RETENIR

Ces nouveaux traitements moins toxiques peuvent être adaptés à chaque patient, personnalisés en fonction de l'analyse de sa tumeur et surtout peuvent être combinés avec une chimiothérapie classique ou une radiothérapie (voir schéma 2 plus loin).

À RETENIR

On peut modifier dans le bon sens l'activité du système immunitaire par une bonne hygiène de vie globale (alimentaire, activité physique…). Le succès des thérapies ciblées ou biothérapies qui font appel aux mécanismes biologiques de la cellule dans les tissus et les organes peut être influencé indirectement par une alimentation équilibrée et diversifiée, associée à une activité physique adaptée.

L'immunothérapie

Ce traitement, qui peut être considéré comme une biothérapie ciblée, est très prometteur. Les défenses immunitaires de l'organisme sont souvent dépassées pour tuer les cellules cancéreuses. Les globules blancs, tueurs des cellules cancéreuses, ne les reconnaissent plus. Il est possible, avec des molécules biologiques, de stimuler spécifiquement l'activité ou le nombre de ces globules blancs.

À RETENIR

Lutter contre les effets secondaires grâce à la pharmacopée chinoise

Les traitements anticancéreux, en particulier la chimiothérapie, ont des effets secondaires plus ou moins importants sur la santé. La toxicité de certains de ces traitements peut être grandement diminuée par un mélange de quatre plantes issues de la pharmacopée traditionnelle chinoise et utilisées depuis 1 800 ans. Ainsi, une équipe de Pittsburg a montré que ce mélange réduisait la toxicité gastro-intestinale d'un traitement utilisé dans les cancers du côlon et du rectum. De plus cette équipe a identifié le mécanisme d'action de ce mélange, qui inhibe la production de facteurs pro-inflammatoires, très souvent impliqués dans la progression tumorale. Ce mélange de molécules, qui a obtenu une autorisation de mise sur le marché, ne modifie pas l'efficacité du médicament.

Les traitements de demain

Un des défis concernant les futurs traitements des cancers est de pouvoir ralentir l'évolution de la tumeur primaire ou des tumeurs secondaires (métastases) pour permettre au patient de vivre le plus longtemps possible avec un cancer. Il serait ainsi possible, avec les actions combinées et séquentielles de chimiothérapies et de biothérapies et, en complément, des interventions nutritionnelles, de « chroniciser » la maladie.

Schéma 2

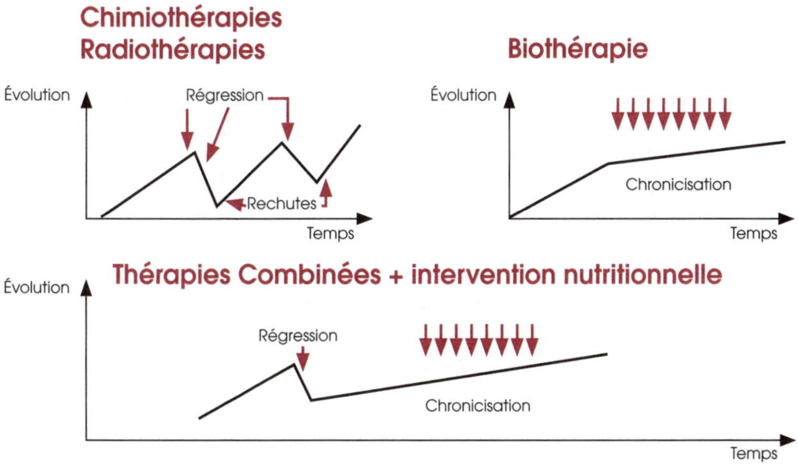

TRAITEMENTS THÉORIQUES ANTICANCERS

Comprendre les recherches actuelles sur le cancer

Toutes les recherches se centrent sur la découverte de nouvelles cibles spécifiques de la tumeur pour augmenter l'efficacité des traitements tout en diminuant les effets secondaires. Elles s'orientent aussi vers la recherche de facteurs permettant d'adapter le traitement à chaque patient. Voici deux exemples de voies de recherches actuelles.

L'utilisation de certaines molécules alimentaires

Les microRNAs sont de petites molécules présentes dans toutes nos cellules et qui régulent certaines fonctions vitales de notre organisme comme la division cellulaire, la survie ou la mort des cellules. Des découvertes récentes montrent, dans les cancers du sein et de la prostate, une dérégulation de ces microRNAs. Certains microRNAs présents dans le cancer de la prostate peuvent stimuler ou réprimer la migration et l'invasion des cellules cancéreuses. D'autres vont moduler, positivement ou négativement, la régulation par les hormones mâles de la prolifération cellulaire. Ainsi, il serait peut-être possible de **cibler** ce type de microRNAs pour rendre sensible au traitement une tumeur qui ne l'est pas.

De façon forte intéressante, certaines **molécules des aliments** (génistéine du soja, curcumine du curcuma, folate des choux, rétinoïdes de certains fruits) peuvent moduler la transformation tumorale en **modifiant les synthèses et fonctions de ces microRNAs** chez les animaux. Il sera peut-être possible dans le futur, en connaissant la nature des microRNAs de la tumeur d'un patient, de lui prescrire un traitement (chimiothérapie ciblée, biothérapie, hormonothérapie...) inhibant l'activité cancérigène de ces microRNAs ou stimulant leur action suppressive de la tumeur.

À RETENIR

*À l'université de Montréal, l'équipe du Dr Parviz Ghadirian étudie les femmes porteuses des mutations des gènes BRCA1 et BRCA2 dès leur naissance. Elles ont près de 80 % de probabilité de développer un cancer du sein au cours de leur vie. La cause de leur cancer est **l'expression** du gène BRCA1 muté. Au cours de l'étude, l'équipe du Dr Ghadirian a constaté que le risque semblait beaucoup plus faible chez certaines femmes que chez d'autres. Plus ces femmes génétiquement « à risque » mangeaient de fruits et de légumes, moins elles avaient de risque de développer un cancer. Pour celles qui consommaient jusqu'à 27 fruits et légumes différents par semaine, le risque diminuait dans des proportions importantes.*

L'étude des télomères

Les chromosomes portent à leurs extrémités une sorte de peau de chagrin appelée télomère qui se réduit peu à peu au fil de l'âge et qui, lorsqu'elle est complètement usée, entraîne la mort des cellules (apoptose). Ainsi, la réduction de la taille des extrémités des télomères d'une personne est l'un des meilleurs indicateurs de son état de vieillissement, mais aussi du risque de mort prématurée par cancer ou par maladie cardiaque.

TÉMOIGNAGE

Agnès
« Pour moi le riz, c'était un légume ! »

« Avant ma maladie, comme la plupart des femmes, je faisais attention à mon poids. Moins de calories, plus de fruits et légumes, mais moi, j'avais tendance à faire le yoyo ! Après ma maladie, ça a changé parce qu'avec la prise des médicaments, il faut faire attention au moment où l'on doit prendre les médicaments. Avant les repas, il faut attendre, attendre, du coup j'avais parfois des vertiges, ça me coupait l'appétit. En plus, quand on est atteint d'un cancer, de toutes façons, parfois, on est dégoûté de tout. Dans cette période, tantôt je mangeais tout et n'importe quoi, tantôt je ne mangeais rien. À cette époque, je me voyais déjà morte, alors je me disais que ça ne servait à rien... Mais grâce à ma famille et à mes amis, j'ai repris goût à la vie et j'ai choisi de me faire aider, notamment sur l'alimentation. Je commençais à prendre du poids, alors j'ai vu une diététicienne. Elle m'aide beaucoup à mieux comprendre les associations d'aliments. Par exemple, pour moi, quand je faisais du riz, c'était un légume, donc par exemple, je faisais toujours riz et viande ou riz et poisson. Maintenant j'ai appris les familles d'aliments et au lieu du riz seul, je mets des légumes qui ne sont pas des féculents. Avant, je ne mangeais pas de légumes ou alors au contraire, je mangeais des légumes sans féculent avec et du coup, j'avais faim. »

À RETENIR

Est-il possible de ralentir le vieillissement des chromosomes par une alimentation équilibrée et diversifiée associée à de l'exercice physique ?

Avec le Dr Dearn Ornish, spécialiste de médecine intégrative[1] à l'université de San Francisco, Elizabeth Blackburn a étudié l'impact d'un changement de style de vie sur l'activité de la télomérase dans les cellules immunitaires d'un petit nombre de patients porteurs d'un cancer de la prostate à progression lente. Ceux-ci ont appris à manger différemment : très peu de graisses saturées et un régime presque entièrement végétarien, riche en légumes, légumineuses, fruits et féculents à base de farine complète, tout en réduisant tous les sucres raffinés et farines blanches. Ils ont appris à faire de l'exercice modéré (marche ou autre) au moins trente minutes six fois par semaine et à gérer leur stress avec des méthodes de relaxation comme le yoga et des exercices de respiration pratiqués au moins six jours de la semaine. Ils recevaient tous les jours des compléments alimentaires à base de protéine de soja, d'huile de poisson, de vitamine E, de vitamine C et de sélénium. Au bout de trois mois, l'activité de la télomérase - qui rallonge la vie des chromosomes et des cellules - avait augmenté de 30 % chez ces personnes ayant suivi ce régime.

1. La médecine intégrative utilise simultanément la médecine conventionnelle et les médecines alternatives (non conventionnelles) pour traiter un patient. On trouve aussi les expressions médecine globale ou encore médecine holistique, même si ces termes ne sont pas tout à fait synonymes.

Les Drs Elizabeth Blackburn, Carol Greider et Jack Szostak (qui ont reçu le prix Nobel de médecine en 2009) ont découvert une enzyme, la télomérase, qui permet aux cellules de reconstruire une partie des extrémités des chromosomes pour qu'elles vieillissent moins vite. Plusieurs études montrent que plus cette enzyme est active (particulièrement au sein des cellules du système immunitaire) et mieux le corps est protégé des processus de vieillissement associés aux maladies cardiaques et à plusieurs types de cancers. Toutes les interventions qui peuvent agir sur l'activité de cette enzyme sont des sujets de recherche activement poursuivis par l'industrie pharmaceutique pour la prévention et le traitement des maladies liées au vieillissement et en particulier le cancer.

Les grands équilibres

« Les vrais besoins n'ont jamais d'excès. »
Jean-Jacques Rousseau

Équilibrer son poids

TÉMOIGNAGE

Marceline
« Manger, c'est sentimental »

« Je suis une épicurienne, j'aime tout, les plats en sauce, le chocolat, les bons vins, les produits de la mer, j'aime les choses cuisinées, par exemple avec de la crème fraîche. Au moment de ma maladie, j'avais des vomissements à cause de mes traitements et j'avais décidé que je n'étais malade que lorsque j'étais chez moi ! Alors j'ai gardé ma vie active mais du coup, j'ai perdu quelques kilos parce que j'étais malade et la nourriture n'avais plus trop d'attrait pour moi. Mais après, j'ai repris du poids et mon médecin m'a dit qu'il fallait que je perde quelques kilos. J'ai rencontré une diététicienne pendant plus de deux heures. Je ne voulais pas de contraintes, j'ai 65 ans, je voulais garder du plaisir. Elle m'a établi un régime qui était facile et acceptable pour moi.

Je continue à avoir du plaisir et j'ai une autre approche de la nourriture. Avant, par exemple, je ne mangeais aucun fruit sauf dans les pâtisseries. Et je mangeais du pain avec les pâtes ! Maintenant, c'est différent. La diététicienne m'a appris non pas à tout calculer mais à associer les différentes familles d'aliments, une chose que je ne savais pas faire auparavant. Je me permets des écarts mais je rectifie les autres jours, donc c'est une hygiène de vie qui ne m'a pas déstabilisée au niveau du moral. Manger, c'est important et c'est sentimental. Je ne mange jamais sans m'installer pour de bon. »

Les recherches des cinquantes dernières années ont montré l'influence de la nutrition sur la survenue de certains cancers. Source de facteurs de risque et de facteurs protecteurs, la nutrition fait partie des facteurs comportementaux sur lesquels il est possible d'agir pour mieux prévenir les cancers.

À RETENIR

L'importance de la nutrition dans la prévention des cancers est montrée très clairement dans le rapport du World Cancer Research Fund (WCRF) et de l'American Institute for Cancer Research (AICR), paru fin 2007. Ce rapport est issu d'un long processus d'analyse de la littérature scientifique et d'évaluation du niveau de preuve. Seuls les niveaux de preuve convaincants ou probables sont retenus et conduisent à des recommandations de santé publique.

Le surpoids et l'obésité augmentent le risque d'apparition des cancers

Il a été prouvé que le surpoids et l'obésité augmentent le risque d'apparition de nombreux cancers (œsophage, pancréas, côlon, rectum, endomètre, rein, sein après la ménopause…), notamment par le fait de dérégulations métaboliques et hormonales. En France,

actuellement, un simple surpoids concerne 31,4 % des adultes et l'obésité 11,6 % des adultes (données issues d'une étude de l'Institut national du cancer).
Le lien entre embonpoint et cancer est dû en particulier à la présence de cellules adipeuses où sont stockées les graisses. Celles-ci libèrent des facteurs de croissance, qu'il s'agisse d'hormones comme les œstrogènes ou d'insuline ou d'autres facteurs qui, à doses élevées, encouragent les cellules cancéreuses à proliférer.

À RETENIR

L'activité physique abaisse les taux d'hormones (œstrogènes, insuline…) dans le sang. Or, ces taux sont des facteurs de croissance pour les petites tumeurs cachées.

ATTENTION

Notre indice de masse corporelle (IMC) *doit varier entre 18 et 25 en fonction de notre sexe et de notre « poids de forme », qui est spécifique à chaque personne. Il est recommandé que le tour de taille soit inférieur à 80 cm pour les femmes et 94 cm pour les hommes. Mais ces indications peuvent être corrigées en fonction de la morphologie de chacun. En effet, l'ossature est variable d'un personne à une autre. De plus, certains surpoids sont constitutifs, donc difficilement réversibles, tandis que d'autres peuvent être réduits par l'alimentation et les exercices.*

À RETENIR

L'indice de masse corporelle (IMC) est calculé par le rapport poids (en kg)/taille (en m²).
Par exemple, une femme mesurant 1,65 m et pesant 65 kg aura un IMC de 65/1,65² soit 23,8.

Tableau 1 : Nos indices de masse corporelle (IMC)

	Principales catégories d'IMC (kg/m²)	Poids (en kg) pour deux tailles	
		1,65 m* femmes	1,75 m** hommes
poids insuffisant	IMC < 18,5	poids < 50	poids < 56
poids normal	18,5 ≤ IMC < 25	50 ≤ poids < 68	56 ≤ poids < 76
surpoids	25 ≤ IMC < 30	68 ≤ poids < 81	76 ≤ poids < 91
obésité	IMC ≥ 30	poids ≥ 81	poids ≥ 91

* Taille moyenne des femmes en France. ** Taille moyenne des hommes en France.

ATTENTION

L'IMC ne tient pas compte de l'âge de la personne ; on ne fait pas le même poids à 20 ans qu'à 60 ans. De la même manière, l'IMC ne prend pas en compte la différence entre la masse musculaire et la graisse. Si l'on suit l'indice IMC, un sportif de haut niveau peut être considéré comme en surpoids !

Tableau 2 : Augmentation du risque de cancer pour un accroissement de la corpulence de 5 points d'IMC (d'après des études de cohorte réalisées dans le cadre du rapport du *World Cancer Research Fund* repris par l'INCA).

Localisation cancéreuse	% d'augmentation du risque de cancers pour une augmentation de l'IMC de 5kg/m²*
Adénocarcinome de l'œsophage	55
Endomètre	52
Rein	31
Côlon-rectum	15
Pancréas	14
Sein (après la ménopause)	8

* Significatif pour ces localisations. Une augmentation de risque de cancer de 55 % correspond à un risque relatif estimé à 1,55. Un IMC plus élevé de 5 points correspond approximativement à un changement de catégorie d'IMC.

ATTENTION

Une étude récente d'une équipe de l'hôpital Necker montre que les régimes amaigrissants trop rapides, où l'on perd plus de 10 kg en quelques semaines, créent des déséquilibres métaboliques néfastes pour l'ensemble de l'organisme, tout particulièrement pour le système immunitaire ; surtout, ils libèrent dans le sang des mutagènes comme les dioxines, qui ne peuvent pas être éliminés rapidement. On suppose que ces mutagènes sanguins, qui étaient piégés dans la graisse, pourraient entrer en contact avec des microtumeurs localisées dans d'autres organes.

TÉMOIGNAGE

Micheline
« Faire de l'alimentation une alliée. »

« L'alimentation a toujours tenu une place particulière dans ma vie, même avant mon cancer, car lorsque ma fille avait 20 ans, elle était anorexique. Nous avons vécu des moments très difficiles. Il nous a fallu avoir une alimentation familiale particulière et éviter tout ce qui avait rapport avec un régime, avec l'idée de "faire attention" à ce qu'on mangeait. Du coup, j'ai été confrontée à des problèmes de poids, mais il fallait que je les accepte pour que ma fille ne replonge pas dans cette terrible maladie qu'est l'anorexie. C'était un problème familial, l'alimentation, ma fille n'étant pas bien dans sa peau, les repas étaient conflictuels et se déroulaient souvent dans une ambiance très tendue.
Puis, mon mari est décédé et j'ai compensé ma solitude en mangeant n'importe quoi, n'importe quand.
J'ai pris conscience de toutes ces difficultés lorsque j'ai eu les traitements pour mon cancer, à cause des effets secondaires de la chimiothérapie, des rayons, du stress et de tout ce qui va avec.
Je n'ai pas encore réussi à faire de l'alimentation une alliée car après tous ces traitements, il a encore fallu que je prenne une hormonothérapie que j'ai mal supportée et j'ai encore accentué ma prise de poids. Maintenant, je suis arrivée à un poids qui m'amène à réfléchir. Côté cancer, je vais beaucoup mieux et du coup, j'ai envie de me reprendre en main en me faisant aider par une diététicienne. Aujourd'hui, j'ai envie de me servir positivement de l'alimentation. »

LE SAVIEZ-VOUS ?

Les enfants en surpoids avant la puberté accumulent des cellules fabriquant de la graisse (adipocytes). Ils ne pourront pas éliminer facilement ces cellules à l'âge adulte et risquent alors de devenir obèses.

Trop d'enfants en surpoids : tout se joue avant la puberté

Les dernières statistiques montrent que 12 % des enfants français sont en fort surpoids. L'accumulation de cellules graisseuses dès le plus jeune âge favorise le surpoids des jeunes adultes après la puberté. Cette alimentation riche en sucres et en graisses vient renforcer la prédisposition génétique (héréditaire) à l'embonpoint.

À RETENIR

Faites adopter à vos enfants une alimentation « antisurpoids » en mangeant méditerranéen en famille, de façon conviviale. C'est la meilleure façon de prévenir des pathologies liées aux graisses et en particulier des cancers qui pourraient apparaître beaucoup plus tard. La Haute Autorité de Santé recommande de ne pas faire subir aux enfants de régime amaigrissant mais de contrôler leur prise de poids.

L'indice Kidmed pour tester le régime méditerranéen chez les jeunes

Une étude publiée par l'Association internationale pour l'étude de l'obésité (*International Association for the Study of Obesity* – IASO) a examiné le lien statistique entre le tour de taille d'adolescents et de jeunes adultes et le suivi d'un régime méditerranéen équilibré, riche en fruits et légumes variés et qui apporte peu d'acide gras saturés.

Pour faire la preuve de l'efficacité du régime méditerranéen, les chercheurs de l'IASO ont utilisé une cohorte de 2 513 jeunes Espagnols, âgés de 10 à 24 ans, à qui ils ont demandé de remplir un questionnaire baptisé Kidmed. Les résultats, publiés en novembre 2010, montrent une diminution moyenne de 1,54 cm du tour de hanches pour un score augmenté de 5 points sur l'indice Kidmed.

LE SAVIEZ-VOUS ?

Indice Kidmed pour évaluer l'adhésion à l'alimentation méditerranéenne

+1 : Prend un jus de fruit ou un fruit tous les jours
+1 : Prend un second fruit tous les jours
+1 : Prend des légumes frais ou cuits régulièrement une fois par jour
+1 : Prend des légumes frais ou cuits plus d'une fois par jour
+1 : Prend du poisson régulièrement (au moins 2 ou 3 fois par semaine)
−1 : Se rend plus d'une fois par semaine dans un fastfood (mange un hamburger)
+1 : Mange plus d'une fois par semaine des légumineuses (légumes secs)
+1 : Consomme des pâtes ou du riz presque tous les jours (cinq fois ou plus par semaine)
+1 : Prend des céréales ou du pain pour le petit déjeuner
+1 : Consomme régulièrement des noix ou des noisettes (au moins 2 ou 3 fois par semaine)
+1 : Utilise de l'huile d'olive pour la cuisine
−1 : Saute le petit-déjeuner
+1 : Prend un produit laitier pour le petit déjeuner (yaourt, lait, etc.)
−1 : Consomme des viennoiseries industrielles pour le petit déjeuner
+1 : Prend deux yaourts et/ou du fromage (40 g) par jour
−1 : Mange des sucreries ou des bonbons plusieurs fois par jour

Vous pouvez utiliser l'échelle Kidmed comme une façon ludique de suivre un objectif de diminution de votre surpoids abdominal.

Si votre score est
Entre 1 et 6 : modifiez vos habitudes alimentaires en suivant nos conseils.
Entre 5 et 8 : vous pouvez mieux faire.
Entre 8 et 11 : c'est presque parfait.

LE SAVIEZ-VOUS ?

L'activité physique abaisse les taux des œstrogènes et de l'insuline – qui sont des facteurs de croissances pour les petites tumeurs cachées. L'activité physique a aussi un effet sur l'accélération du transit intestinal, réduisant ainsi l'exposition des muqueuses aux cancérogènes d'origine alimentaire.

Équilibrer ses activités physiques et son alimentation

L'activité physique recouvre l'activité physique professionnelle, domestique (travaux ménagers, jardinage, faire les courses…), de loisirs (course à pied, natation, yoga…) et celle liée aux transports (à pied, à bicyclette…). L'alimentation en qualité et en quantité doit être en équilibre avec l'exercice physique pour limiter les risques de cancer. Chacun doit évaluer ses dépenses énergétiques liées aux exercices physiques quotidiens, qu'il s'agisse d'une activité sportive ou simplement de se déplacer à pied, à vélo, en montant des escaliers, etc. Chaque personne doit ajuster son alimentation de façon à avoir le strict nécessaire à ses activités physiques et intellectuelles.

De nombreuses études montrent les bienfaits de l'exercice physique, associé à une bonne alimentation, dans la prévention des cancers (ou des rechutes) comme les cancers du côlon, du sein, de l'endomètre… Cet effet bénéfique peut être obtenu par la pratique régulière (au moins 30 minutes par jour, au moins 5 jours par semaine) d'une activité physique modérée comme la marche rapide.

Tableau 3 : Proportion de personnes pratiquant une activité physique régulière

Proportion de personnes déclarant pratiquer une activité physique entraînant des bénéfices pour la santé	Ensemble	Hommes	Femmes
Baromètre santé 2005* (15-74 ans)	45,7 %	52,1 %	39,5 %
ENNS 2006-2007** (18-74 ans)	Non disponible	29,5 %	23,6 %
INCA-2 2006-2007*** (18-79 ans)	44,8 %	48,4 %	41,3 %
INCA-2 2006-2007*** (15-17 ans)	43,2 %	63,3 %	24,4 %
Baromètre Santé Nutrition 2008**** (15-74 ans)	42,5 %	51,6 %	33,8 %

* Baromètre Santé 2005 (Inpes, 2007) ** Étude nationale nutrition santé 2006 (InVS 2007)
*** Étude Individuelle nationale des consommations alimentaires 2006-2007 (Afssa 2009)
**** Baromètre Sante Nutrition 2008 (Inpes 2009)

Tableau 4 : Estimation de la diminution du risque de cancer du côlon pour les individus les plus actifs par rapport aux moins actifs

Type d'activité physique*	% de diminution du risque du cancer du côlon pour les individus les plus actifs par rapport aux moins actifs**
Activité physique totale	23
Activité physique professionnelle	29
Activité physique de loisir	18
Activité physique de loisir intense	20

* L'activité physique totale recouvre l'activité physique professionnelle (travail en exploitation agricole, manutention...), domestique (travaux ménagers, jardinage...), de loisir (jogging, danse...) et celle liée aux transports (à pied, à vélo...).
** Significatif pour cette localisation. Une diminution de risque de cancer du côlon de 23 % correspond à un risque relatif estimé à 0,77.
Source : World Cancer Research Fund (WCRF), *American Institute for Cancer Research. Food, Nutrition, Physical Activity and the Prevention of Cancer : A Global Perspective.* Washington : World Cancer Research Fund International, 2007. 517 p.

Les bienfaits de l'activité physique

Cancer de la prostate

Des chercheurs des universités d'Harvard et de Californie ont constaté que les hommes atteints d'un cancer de la prostate pouvaient réduire les risques de progression de la maladie en faisant de l'activité

LE SAVIEZ-VOUS ?

Les Japonais ont moins de cancers de la prostate que les Occidentaux. Une étude a montré que la mortalité par cancer de la prostate chez les Japonais, bien qu'ayant autant de microtumeurs de la prostate que les Occidentaux, était vingt-cinq fois inférieure à celle observée en Occident. Lorsqu'ils émigrent aux États-Unis, ils développent autant de cancers de la prostate que les Américains. Ce n'est donc pas leur patrimoine génétique qui les protège mais leur hygiène de vie. Les Japonais considèrent que « tout aliment est une forme de médecine ».

physique quotidiennement. L'étude, menée sur 2 075 hommes atteints d'un cancer de la prostate suivis sur une période de dix-huit ans, rapporte que les participants avaient des activités physiques hebdomadaires comportant la marche, la course à pied, le vélo, la natation ou tout autre sport ou travail en extérieur. Cette étude montre que toutes les activités physiques sont bénéfiques pour diminuer la mortalité globale, que l'activité soit intense ou non. Par rapport aux hommes qui marchaient moins d'une heure trente par semaine à un rythme tranquille, ceux qui marchaient 1 heure trente ou plus, d'un pas normal à élevé, réduisaient leur risque de mortalité, toutes causes confondues, de 46 %. Seule une activité importante – de plus de 3 heures par semaine à un rythme normal ou élevé – est associée à une réduction de la mortalité due au cancer de la prostate. Ainsi, les hommes atteignant ce quota voyaient leur risque de mortalité par cancer de la prostate diminuer de 61 % par rapport aux moins actifs (moins d'une heure par semaine d'une activité intense).

Cancer du pancréas

Une équipe de nutritionnistes, d'épidémiologistes et d'oncologues de Bethesda (États-Unis), de Londres et de

Cambridge (Royaume-Uni) a utilisé les données concernant les 450 416 sujets âgés de 50 à 71 ans participant à l'étude prospective Diet and Health Study menée par le NIH (National Institutes of Health) et l'AARP (Association of Retired Persons), en analysant les informations concernant les 1 057 cas de cancers du pancréas dans cette population. Une évaluation du risque de cancer (de 0 à 5 points) a été établie en attribuant un point pour chacun des facteurs de mode de vie suivant : pas de tabac, peu d'alcool, régime alimentaire de type méditerranéen, IMC compris entre 18 et 25, activité physique régulière. En comparant les personnes ayant le score le plus haut à celles avec le score le plus bas, les chercheurs constatent une diminution du risque de développer un cancer du pancréas de 58 %. La conclusion des chercheurs renforce l'idée que ces cinq facteurs de mode de vie peuvent fortement influencer le risque individuel de faire face à un cancer.

Équilibrer son sommeil

Pour maintenir l'organisme en bonne santé afin qu'il soit capable de lutter contre le développement de microtumeurs et des rechutes de cancer, il faut non seulement un équilibre nutrition/exercices, tel que nous l'avons décrit dans les paragraphes précédents, mais aussi tenir compte de la récupération par le sommeil.

La quantité et la qualité du sommeil

Il est établi depuis longtemps qu'une qualité et une quantité de sommeil suffisantes, à définir pour chacun

LE SAVIEZ-VOUS ?

Bien que plusieurs études soient contradictoires, une étude japonaise de 2008 a montré que les femmes qui dormaient neuf heures par nuit avaient 28 % de probabilités en moins de développer un cancer du sein que celles qui dormaient sept heures.

Dans une étude américaine, la protection contre le cancer due à l'exercice physique modéré (30 minutes de marche rapide ou équivalent, 6 jours par semaine) disparaissait presque totalement chez les personnes qui dormaient moins de 7 heures par nuit.

d'entres nous, sont associées à une meilleure santé : moins de diabète, d'hypertension, de risques d'infarctus. Or, en cinquante ans, la réduction du temps quotidien de sommeil a été d'environ une heure trente. Sur une année, il nous manque en moyenne plus d'un mois et demi de sommeil par rapport à nos besoins.

Pour avoir un sommeil suffisant, capable de vous protéger, appliquez ces règles simples :

- L'alimentation et les activités physiques influencent fortement la quantité et la qualité du sommeil. Mangez léger le soir (voir les menus du soir) et organisez des dîners relaxants au moins trois heures avant de vous coucher. Évitez de programmer des activités sportives soutenues trop avant dans la soirée. De la tendresse physique, en revanche, prépare un bon sommeil.
- Pour avoir des nuits réparatrices, respectez un horaire régulier, à la fois pour le coucher et pour le réveil, même le week-end. Observez vos heures de coucher et de réveil et la qualité de votre sommeil. Grâce à ces observations, jour après jour, vous découvrirez ce qui vous est favorable : certains sont du matin et vont au lit très tôt, d'autres sont du soir et ne peuvent pas se coucher avant minuit.

- Faites de votre chambre un environnement apaisant. Pour améliorer votre sommeil, elle doit être rangée, propre, fraîche, aérée et devrait être dépouillée de tout ce qui ne vous ramène pas au sommeil ou aux câlins : appareils électroniques (télé, ordinateur…), décoration, etc. Baisser la température de la pièce vers 18 °C ou refroidir celle du corps avec un bain peut vous aider. Ce peut être un bain chaud car votre corps se rafraîchira en sortant du bain. La baisse soudaine de la température (moins de un degré) semble favoriser le sommeil, plus que la température elle-même.
- Vous pouvez allonger votre temps de sommeil ou le raccourcir pour voir si votre sommeil serait moins interrompu par des insomnies. Le sommeil se construit par cycles d'une heure trente environ. Essayez de déterminer de combien de cycles vous avez besoin et évitez de fixer votre heure de réveil au milieu d'un cycle. La majorité d'entre nous auraient besoin de 5 cycles (soit un peu moins de huit heures).

À RETENIR

Il existe des enregistrements de relaxation guidée mais vous pouvez essayer simplement le bruit enregistré d'une fontaine, du ressac de la mer ou de la pluie dans la nature. Vous pouvez aussi vous laisser bercer par des voix calmes, sans musique ; la radio par exemple. Le fait de penser à des souvenirs agréables pour tous les sens peut aussi aider à la relaxation et à l'endormissement.

LE SAVIEZ-VOUS ?

La durée moyenne des nuits des Français, qui est statistiquement de 6 h 58 en semaine et de 7 h 50 le week-end, selon un sondage BVA/ Institut national du sommeil et de la vigilance, n'est pas suffisante.

• Pour vous endormir et vous déstresser : la relaxation musculaire. Vous pouvez focaliser votre esprit sur chacune des parties de votre corps en commençant par la tête et le visage et en descendant jusqu'aux pieds, en imaginant que vous relaxez chacune de ces parties une à une. Imaginez par exemple une respiration calme qui se déplace sur la surface de votre peau, et dénoue petit à petit toutes les tensions en pénétrant chaque région du corps. Accompagnez cette relaxation avec des sons propices à l'engourdissement si le silence vous stresse ou si, au contraire, les bruits du voisinage vous dérangent.

CONSEIL

Il ne faut pas vous sentir coupable de passer trop de temps au lit. Rappelez-vous que le sommeil n'est pas un luxe ou de la paresse mais une fonction fondamentale de restauration du corps après les stress de toutes sortes.

Sommeil et mélatonine

Pendant le sommeil, dans de bonnes conditions d'obscurité, le cerveau sécrète de façon continue une petite hormone appelée mélatonine. Une exposition à la lumière, même limitée à quelques minutes, annule cette sécrétion. Au Basset Research Institute de l'État de New York, le Dr Blask a pu montrer que la mélatonine agit directement sur les cellules cancéreuses pour en réduire la croissance. La mélatonine réduit aussi l'assimilation par les cellules cancéreuses des acides gras oméga-6 (qui alimentent l'inflammation dans la tumeur et sa croissance).

Des séances d'exposition à la lumière (luminothérapie) de 30 minutes d'exposition le matin permettent généralement de réguler la production de mélatonine. Par ailleurs, les noix et les noisettes peuvent vous en apporter par l'alimentation. Pour les forts manques de sommeil et les insomnies, vous pouvez également en obtenir en pharmacie sur ordonnance médicale ; en France, seul le Circadin® est disponible en tant que médicament – c'est une forme de mélatonine à diffusion continue pendant la nuit. Un avantage de la mélatonine est que, même si elle ne parvient pas à vous conduire au sommeil, elle pourrait contribuer à réduire la croissance des cellules cancéreuses et à améliorer le résultat des traitements par chimiothérapie ou radiothérapie.

À RETENIR

La progression tumorale peut être contrôlée par des équilibres. *La progression d'une petite tumeur indétectable par imagerie, qui peut se développer sur de nombreuses années de façon non linéaire, résulte d'un* ***équilibre entre différents facteurs*** *procancéreux et anticancéreux (yin et yang).*

- *Le premier et le plus important est l'équilibre entre la cellule cancéreuse et le* ***système immunitaire,*** *avec ses globules blancs qui vont combattre les cellules précancéreuses et cancéreuses. Comme nous le savons, ces défenses immunitaires diffèrent avec l'âge et d'une personne à une autre. De plus, les cellules cancéreuses peuvent rapidement, en se modifiant, se faire passer comme des cellules du soi (de la personne) et ne plus être attaquées par les cellules tueuses de l'immunité.*
- *Le deuxième est l'équilibre entre d'une part* ***l'autonomie de la cellule cancéreuse,*** *qui fabrique ses propres facteurs de prolifération (facteurs de croissance) et ses récepteurs par mutation de gènes du cancer, et d'autre part l'effet de facteurs naturels antiprolifératifs et de mort cellulaire.*
- *Le troisième est l'équilibre entre* ***la survie et la mort par sénescence des cellules.*** *Un gène suppresseur de tumeur (le gène p53) est le principal régulateur de la mort de cellules mutées dont les mutations ne peuvent être réparées.*

Ces trois types d'équilibre peuvent être contrôlés indirectement par l'alimentation.

L'alimentation et les risques d'apparition de certains cancers

Certains aliments peuvent-ils augmenter le risque d'un cancer ? Les aliments non transformés par certaines cuissons, non concentrés pour déséquilibrer le métabolisme (provoquant un surpoids), non contaminés par des substances chimiques mutagènes ne peuvent pas provoquer directement un cancer.

Cependant, un mode d'alimentation pourrait faire évoluer un cancer préexistant. Nous savons qu'une tumeur peut naître de nombreuses années avant qu'elle soit diagnostiquée. Certaines tumeurs vont se développer lentement, comme le cancer de la prostate. D'autres vont évoluer rapidement comme certaines tumeurs du cerveau ou celles du pancréas. Il serait possible d'accélérer ou de ralentir la progression des microtumeurs par des molécules facilitatrices ou protectrices présentes dans certains aliments.

Nous ne présenterons ici que trois types de cancers ; les **cancers du sein et de la prostate**, qui sont les plus fréquents des cancers chez la femme et l'homme respectivement, ainsi que les **cancers du tube digestif** qui sont en partie liés à la façon de se nourrir et à l'intensité de l'exercice physique.

Les facteurs de risques du cancer du sein

Le cancer le plus fréquent chez la femme reste le cancer du sein, avec 53 000 nouveaux cas en 2011 contre 19 000 cas de cancer colorectal et 12 000 cas de cancer du poumon. Pour la mortalité, le nombre de décès s'élève à 11 500 pour le cancer du sein, 8 300 pour le cancer colorectal et 8 100 pour le cancer du poumon. La mortalité par cancer du sein est en baisse depuis quinze ans, principalement du fait des diagnostics précoces et des nouveaux traitements. Un certain nombre de facteurs de risques du cancer du sein sont connus, bien qu'il existe encore des incertitudes sur les implications de certains de ces facteurs.

À RETENIR

Une personne qui possède un ou plusieurs facteurs de risque peut ne jamais développer de cancer. Inversement, il est possible qu'une personne n'ayant aucun facteur de risque connu puisse développer un cancer du sein.

On distingue les **facteurs de risque externes**, liés à l'environnement, à l'hygiène et aux conditions de vie, et les **facteurs de risque internes**, c'est-à-dire constitutifs des individus (âge, sexe, histoire familiale, mutations génétiques préexistantes, etc.).

Outre le sexe (plus de 99 % des cancers du sein concernent les femmes), les quatre principaux facteurs de risques de cancer du sein sont l'âge, les antécédents personnels de cancer du sein, les antécédents familiaux de cancer du sein, les prédispositions génétiques au cancer du sein (certaines mutations des gènes BRCA1 et BRCA2...).

D'autres facteurs de risques ont été identifiés :

L'équilibre hormonal

- L'exposition de l'organisme aux hormones œstrogéniques. Ainsi, une puberté précoce et une ménopause tardive, qui exposent l'organisme à ces hormones pendant une plus longue période, augmentent le risque.

- Le fait d'avoir un premier enfant tardivement renforce aussi ce risque.
- La prise de pilules contraceptives actuelles, faiblement dosées, ainssi que l'usage du stérilet, n'augmentent pas le risque de cancers.

L'alimentation et le surpoids

- Une alimentation riche en graisses d'origine animale et en sucres peut augmenter les autres facteurs de risque.
- À l'adolescence, le développement du sein se fait avec l'acquisition de cellules graisseuses. Les jeunes filles dont le régime est riche en graisses pourraient être victimes de davantage de cancers à l'âge adulte, en lien avec une activité inflammatoire chronique. D'autre part, la progestérone, une hormone qui est impliquée dans le développement normal du sein, est également capable d'activer certains gènes et de déclencher une inflammation chronique.
- Les études épidémiologiques montrent que le surpoids et l'obésité sont des facteurs de risques. Les cellules du tissu adipeux stockent des substances mutagènes (dioxines…) et sécrètent des facteurs hormonaux qui pourraient stimuler le développement de petites tumeurs.
- La consommation de tabac et d'alcool augmente fortement les risques de cancers et vient s'additionner aux autres risques.

LE SAVIEZ-VOUS ?

Des études épidémiologiques suggèrent qu'un allaitement d'environ six mois protège contre ce risque.

LE SAVIEZ-VOUS ?

Cancer du sein et soja
Le risque de développer un cancer du sein invasif avant la ménopause est inversement lié aux habitudes de consommation de soja, selon une étude présentée lors d'un colloque de l'American Association of Cancer Research à Philadelphie. Il est diminué de 30 % pour les femmes – pré-ménopausées uniquement –, qui consomment le plus d'isoflavones du soja, en comparaison avec celles qui en consomment le moins. Attention, le soja est en revanche fortement déconseillé aux femmes post-ménopausées.

À RETENIR

Comportement alimentaire et cancer du sein

- *Dans les années 1980, nous avons recherché la présence de virus endogènes responsables du cancer du sein chez les femmes de la communauté parsi en Inde. Ces femmes avaient en effet un pourcentage de cancer du sein beaucoup plus élevé que les femmes des autres communautés indiennes. Nous n'avons pas trouvé de virus oncogène dans les tumeurs, le sang ou le lait de ces femmes. Notre conclusion a été que ces femmes, au niveau socioculturel élevé, ont un mode de vie et un comportement alimentaire comparables à ceux de la femme européenne et nord-américaine.*
- *Lorsque les femmes japonaises, qui ont beaucoup moins de cancer du sein que les femmes américaines, émigrent aux États-Unis, elles développent un risque d'avoir ce cancer équivalent à celui des Américaines dès la deuxième génération. Ces femmes ont uniquement changé de mode de vie et en particulier de comportement alimentaire. Elles ont pris les habitudes alimentaires des Américaines – ce que l'on appelle la « westernisation » de l'alimentation, avec des apports caloriques importants en sucres et en graisses.*

Les facteurs de risques du cancer de la prostate

Le cancer de la prostate est le cancer le plus fréquent chez l'homme (71 000 nouveaux cas chaque année), bien avant le cancer du poumon (27 500 cas) et le cancer colorectal (21 500 cas). Cependant, en terme de mortalité, c'est le cancer du poumon qui arrive en tête avec 21 000 décès en 2011, suivi du cancer colorectal (9 200 décès). Le cancer de la prostate arrive en dernier avec 8 700 décès.
Les causes du cancer de la prostate ne sont pas très bien connues. Cependant, des facteurs de risques qui semblent favoriser un cancer de la prostate ont été identifiés.

Les facteurs de risques certains

- **L'âge** est le facteur de risque le plus important. Le cancer de la prostate est exceptionnel avant l'âge de 40 ans. Il est découvert le plus souvent après 70 ans.
- **Les antécédents familiaux** peuvent permettre de définir des facteurs de risque. Ainsi selon l'histoire familiale, un cancer de la prostate peut survenir sous trois formes :
  - la forme sporadique, c'est-à-dire non héréditaire. C'est la forme la plus répandue ;
  - la forme à prédisposition familiale, lorsqu'il existe au moins deux cas de cancer de la prostate chez des parents du premier degré (père, frère) ou du second degré (grand-père, oncle). Cette forme

familiale représente environ 20 % des cancers de la prostate ;
- la forme héréditaire, qui se définit par l'existence d'au moins trois cas de cancer de la prostate chez des parents du premier ou du second degré, ou de deux membres de la famille, diagnostiqués avant l'âge de 55 ans. Cette forme héréditaire représente seulement 5 % des cancers de la prostate.

- **L'origine ethnique et géographique**

De nombreuses études ont montré que l'origine ethnique et géographique des individus influence la fréquence de ce cancer. Ainsi le nombre de cas de cancers de la prostate est beaucoup plus important dans les pays d'Europe du Nord et d'Amérique du Nord que dans les pays d'Asie du Sud-Est. Par ailleurs, les hommes d'origine afro-antillaise ont un risque accru de développer un cancer de la prostate.

À RETENIR

Plusieurs gènes de prédisposition au cancer de la prostate ont été étudiés, mais aucune preuve de leur implication directe n'a pu être apportée.

Les facteurs de risques probables

L'ensemble des conditions de vie des personnes pourrait contribuer au développement d'un cancer de la prostate. Cependant l'analyse de tous ces facteurs est extrêmement complexe. À ce jour, aucun résultat certain ne permet de donner des conseils précis aux patients : l'influence des facteurs environnementaux reste mal établie. Toutefois, une consommation très importante de lait et de produits laitiers, en apportant des quantités élevées de calcium, est associée de manière probable à une augmentation du risque.

Les facteurs protecteurs

Comme pour beaucoup de cancers, une diminution du risque de cancer de la prostate est liée à la consommation régulière et variée de fruits et légumes contenant certains micro-constituants. Deux micro-constituants, trouvés en quantité suffisante dans une alimentation adaptée, sont protecteurs pour diminuer le risque de ce cancer :

- le **sélénium**, oligo-élément présent dans les céréales complètes, la viande, les légumes secs, les œufs, le poisson en particulier.
- le **lycopène**, un caroténoïde présent en abondance dans les tomates (surtout le jus de tomate), la pastèque, le pamplemousse…

Les facteurs de risques de cancers du tube digestif (cancers de l'œsophage, gastro-intestinaux, recto-coliques…)

À RETENIR

Certaines études ont montré qu'une mastication lente donne plus rapidement une sensation de satiété. En effet, il faut au cerveau environ 20 minutes pour nous faire ressentir que nous avons suffisamment mangé.

Au niveau de la bouche

La mastication d'aliments plus ou moins durs et plus ou moins chauds représente la première étape à risque de ce type de cancer. Les alcools durs (whisky, rhum, calvados…) associés à des liquides très chauds comme le thé et le café (plus de 70 °C) créent des **microlésions** qui peuvent être le lit de mutations.

Au niveau du pharynx, de l'œsophage et de l'estomac

La digestion des aliments, qui a débuté dans la bouche, va se poursuivre dans ce transit jusqu'à l'estomac et aux intestins. Là aussi, la qualité et les associations des différents aliments vont avoir une répercussion sur les muqueuses gastro-oesophagienne puis intestinale. Les molécules des aliments peuvent rencontrer les lésions provoquées par les bactéries helicobacter pylori, à l'origine de cancers de l'estomac. Ces molécules alimentaires peuvent agir positivement ou négativement sur la cicatrisation de ces lésions.

À RETENIR

Des chercheurs ont transplanté la flore de souris obèses dans des souris non obèses. Après quelques semaines, ces dernières souris sont devenues obèses. L'expérience inverse (transplanter la flore de souris non obèses à des souris obèses) a fait maigrir les souris obèses. La flore intestinale pourrait donc contrôler l'obésité.

Au niveau des intestins

C'est l'étape la plus importante. Les substances mutagènes des aliments vont être en contact avec la muqueuse intestinale, qui se renouvelle quotidiennement par la prolifération de jeunes cellules. Elles peuvent provoquer des mutations qui seront non réparées et non éliminées ; celles-ci vont alors transformer les cellules normales en cellules cancéreuses. D'autre part, ces substances vont interagir avec les bactéries de la flore intestinale (semblables aux bactéries des yaourts) et avec le système immunitaire, très présent au niveau de l'intestin.

Cette étape est le siège d'une absorption de sucres et de graisses favorisant indirectement le développement de cancers préexistants, aussi bien localement que dans une autre partie du corps.

LE SAVIEZ-VOUS ?

•Les ***prébiotiques*** *(fibres...) des céréales et des légumes secs, en modifiant notre flore intestinale et en accélérant le transit intestinal, réduisent le temps de contact entre les mutagènes et les cellules intestinales, donc le nombre de cellules mutées.*

- *Les* ***probiotiques*** *sont des bactéries amies, que l'on trouve notamment dans les fromages comme le camembert ou encore dans les yaourts. Elles détoxifient l'intestin de nombreuses molécules toxiques présents dans notre alimentation ou générées par la digestion d'aliments. Certaines stimulent notre système immunitaire au niveau de l'intestin. La flore intestinale, constituée d'une grande variété de bactéries en nombre (plusieurs milliards représentant au moins 2 kg) et en qualité (plusieurs milliers d'espèces dont beaucoup nous sont encore inconnues) influence notre santé. Nous pouvons enrichir ou appauvrir cette flore par notre alimentation.*

Les facteurs de risques des autres cancers

Ils peuvent être résumés en prenant en compte principalement les éléments suivants :

- les facteurs génétiques de prédisposition héréditaire, qui augmentent la probabilité d'avoir un type de cancer relativement jeune. Ces facteurs existent chez une minorité de personnes et sont plus ou moins fréquents selon les cancers ;

- les microlésions provoquées au niveau de certains organes par certains agents cancérigènes comme par exemple l'amiante, le tabac, l'alcool... ;
- le surpoids et la sédentarité, avec un comportement alimentaire générateur de mutagènes, de radicaux libres... ;
- une inflammation chronique entretenue par le stress et une mauvaise hygiène de vie, en particulier alimentaire.

Quand le cancer est là

Quels comportements alimentaires adopter lorsque l'on est atteint d'un cancer? Il faut distinguer l'étape de la période des traitements, où la diététique doit être adaptée à chaque traitement et à chaque type de cancer, de celle de la rémission complète après les traitements.

Que faire lorsque l'on est en traitement ?

Beaucoup de traitements entraînent des effets secondaires qui affectent l'état général de l'organisme (perte d'appétit, perturbation du transit intestinal, fatigue…). Ces effets sont dus à la toxicité des molécules utilisées dans les traitements ; toxicité vis-à-vis du foie, des reins, du sang, du cœur ou encore du tube digestif, suivant le type de traitement. Il existe des médicaments pour diminuer ou réduire fortement ces effets.

TÉMOIGNAGE

Jamila

« Avec mes traitements, je mange quand je veux et si je veux ! »

« J'ai toujours mangé équilibré: des légumes, des fruits, des bonnes choses et je n'ai jamais fait de régime. Depuis que j'ai un cancer, manger, c'est une chose à laquelle parfois je ne peux pas penser, tellement les traitements me rendent malade. Je suis un peu forcée

par la famille et c'est difficile. J'ai perdu la sensation du goût et les odeurs me gênent. Quand je n'arrive pas à manger, j'essaie de manger très peu à la fois et de fractionner mes repas et je dis à mon entourage: "Laissez-moi, je mangerai quand j'aurai faim et quand je voudrai !" La maladie peut enlever le plaisir et l'envie de se nourrir. »

Quelles recettes nutritionnelles pour aider l'efficacité des traitements ?

Le comportement alimentaire doit être modifié pour aider à réduire les effets secondaires, mais aussi pour améliorer l'efficacité des traitements. Souvent, le système immunitaire est affaibli ; il faut donc le stimuler avec une bonne hygiène de vie alimentaire. Si vous avez pris du poids, ne faites pas de régime hypocalorique mais variez et équilibrez vos repas sans grignoter. Et surtout, faites un peu plus d'exercices doux (marche, natation...). La fatigue excessive peut aussi être combattue avec certaines vitamines et une activité physique modérée et régulière en dehors des traitements, après la chimiothérapie.

À RETENIR

- *Les nausées et les vomissements entraînent une perte de l'appétit et un affaiblissement de l'organisme. Des difficultés à avaler peuvent aussi apparaître.*
- *Le goût et l'odorat sont souvent totalement modifiés, avec par exemple un goût métallique dans la bouche ainsi que la bouche sèche.*

À RETENIR SUITE

- *Les molécules des aliments ne sont plus assimilées efficacement pour apporter l'énergie dont l'organisme a besoin et pour lutter contre les cellules tumorales. Les perturbations du fonctionnement des tissus et l'inflammation induite par la tumeur modifient fortement les dépenses énergétiques.*

Pour toutes ces raisons, il est recommandé :

1. De consommer des aliments et des boissons hypercaloriques.
2. De faire des collations entre les repas avec des aliments goûteux, qui vous plaisent et qui vous apporteront protéines, graisses et sucres lents.
3. D'adapter à votre goût la texture de vos aliments (pâteuse, molle, liquide...).
4. D'éviter les aliments trop acides, trop salés ou trop épicés.
5. D'éviter toutes les boissons alcoolisées et de boire davantage d'eau.
6. D'assaisonner les plats avec des aromates en les colorant de façon appétissante.

Voici quelques conseils pratiques

- *Pour la perte d'appétit : mangez des plats que vous aimez, variez les couleurs, variez les odeurs, mettez plus d'assaisonnement, faites une belle présentation, ne mangez pas seul.*
- *Pour les troubles du goût et/ou de l'odorat : mangez les aliments froids ou à température ambiante, rincer la bouche avant de manger et après, utiliser des épices pour relever le goût.*

À RETENIR SUITE

- *Pour l'irritation de la bouche et/ou de la gorge : évitez de boire ou de manger chaud, choisissez des aliments doux et neutres, évitez les aliments acides.*
- *Pour la sécheresse de la bouche : buvez de l'eau bien fraîche tout au long de la journée, ayez de la sauce (ou du jus) toute prête pour napper vos plats de viande et de légumes, sucez des glaçons.*
- *Pour les difficultés à avaler : mangez des petits morceaux, mangez des aliments mous, mixez les aliments trop difficiles à avaler.*
- *Pour les nausées et vomissements : évitez les aliments très gras, frits ou trop épicés, mangez froid ou à température ambiante, évitez de manger dans les lieux où flottent les odeurs d'aliments (cuisine), buvez un peu de soda de type cola.*
- *Pour les diarrhées : buvez 1,5 à 2 l d'eau tout au long de la journée. Pensez à l'eau de riz, supprimez les aliments contenant des fibres et du lactose, privilégiez le riz, les pâtes, la semoule, les biscottes (évitez les aliments complets).*
- *Pour la constipation : consommez des aliments riches en fibres (légumes, fruits et céréales complètes), pratiquez une activité physique, buvez de l'eau le matin à jeun et tout au long de la journée.*
- *Pour les problèmes de digestion : évitez les aliments à goût fort et les épices fortes, évitez les légumes secs et ceux à fibres irritantes.*

À RETENIR SUITE

- *Pour la fatigue (asthénie) : cuisinez en grande quantité et congelez le reste en portions, fractionnez les repas, privilégiez les aliments mous.*
- *Pour une dénutrition : enrichissez vos plats, fractionnez l'alimentation, faites 3 repas + des collations.*

ATTENTION

Certains aliments peuvent interagir avec les traitements.

Voici quelques aliments et micronutriments qui peuvent diminuer l'efficacité ou augmenter la toxicité des traitements : un excès de jus de pamplemousse, la vitamine E, la quercétine, le ginseng, l'ail, le béta-carotène.... Certains aliments associés à un traitement utilisant la procarbazine peuvent renforcer ou induire des effets secondaires (maux de tête, hypertension, nausées, vomissements, diarrhée...). Ainsi les fromages vieillis, les viandes et poissons fumés, marinés, fermentés, salés ainsi que les boissons alcoolisées sont fortement déconseillés avec un traitement contenant cette molécule.

TÉMOIGNAGE

Marc (Marc a subi une trachéotomie)

« Manger bien, c'est bien, avaler c'est mieux ! »

« Quand on t'annonce cette maladie-là, sur la gorge, tu ne penses à rien, tu ne sais pas ce que c'est. Après, tu fais la radiothérapie et le pire, c'est quand la radiothérapie s'arrête et que tu retrouves petit à petit le goût. Il y a des choses qui te font envie mais tu ne peux pas avaler. On reçoit des conseils de la diététicienne – il faut manger ceci, il faut manger cela, ça, c'est mieux pour vous... très bien oui, mais qu'est-ce qu'on peut avaler ? Parce qu'il faut que ça puisse passer, un petit cachet de rien

du tout, parfois, il reste collé, alors imaginez le reste !
Un bon pot-au-feu, de la bonne viande même hachée, eh bien ça ne passe pas… c'est mieux quand la viande est crue !
Les médecins nous disent ce qu'il faut manger ou pas à cause du cholestérol, du diabète, mais ce qu'ils ne disent jamais, pour nous en tout cas, les malades touchés par un cancer ORL, c'est ce que l'on peut avaler… je n'arrête pas de le leur dire !
C'est la différence entre manger et avaler : manger, tu as le goût, c'est très bien, mais quand ça reste coincé, tu fais quoi ? Et qu'ils ne me disent pas de tout mouliner, ça, c'est pas possible : tu vois la tête de la côte de bœuf moulinée ?
Par exemple, j'adore les pizzas mais je ne peux pas avaler la pâte à pizza. Alors ma femme a trouvé un truc tout bête: à la place de la pâte, elle fait une galette de pommes de terre. Elle coupe les pommes de terre en allumettes et, avec du lait et des œufs, elle fait une sorte de galette, elle la garnit comme une pizza, hop au four, et ça passe tout seul. »

Que faire lorsque l'on est en rémission complète ?

Faut-il manger plus, manger moins ou ne rien changer ?

Si l'on est en surpoids ou obèse (IMC supérieur à 25), une réduction du poids en diminuant les sucres et graisses apparents ou cachés et en supprimant le grignotage est fortement recommandée. Sinon, il ne faut pas changer la quantité des sucres et des graisses mais leur qualité (voir chapitre correspondant).

Faut-il supprimer certains aliments et augmenter la consommation d'autres ou en consommer de nouveaux ?

Il est important d'ajuster la quantité « énergétique » qui peut être mesurée en calories, en fonction de son organisme (poids, taille, ossature) et surtout de son activité physique. Changez progressivement la qualité des aliments en les diversifiant et en choisissant des aliments contenant des micronutriments susceptibles de réduire les risques de certains cancers – nous en donnons beaucoup d'exemples dans ce livre et votre oncologue est là pour vous conseiller utilement. Évitez toutes les boissons alcoolisées qui affectent beaucoup d'organes (foie, reins…) fragilisés par les traitements subis.

Faut-il faire de l'exercice physique ?

Oui, continuez à faire régulièrement des exercices physiques si vous en faisiez déjà. Dans le cas contraire, il est temps de commencer ou d'augmenter la pratique d'activités physiques douces, en fonction de votre âge, de votre fatigabilité, de votre alimentation, de vos activités professionnelles…

Pendant et après les traitements, vous pouvez pratiquer une activité physique dans le cadre d'une association agréée telle que la CAMI, présidée par le Dr Thierry Bouillet.

POUR CONCLURE

Quatre facteurs d'hygiène de vie « anticancer » augmentent notre longévité. Le mode de vie de 120 000 hommes et femmes âgés de 55 à 69 ans a été estimé pour chacun des 4 facteurs suivants :

1. *Alimentation variée et équilibrée de type méditerranéen.*
2. *Activité physique régulière, d'au moins 30 minutes par jour.*
3. *Absence de tabagisme.*
4. *Pas de surpoids ou d'obésité.*

Ces 4 paramètres, notés sur une échelle de 0 (non respecté) à 4 (parfaitement respecté), montrent qu'après un suivi de dix années, les sujets qui avaient l'hygiène de vie la plus mauvaise présentaient un risque de décès trois fois plus élevé pour les hommes et quatre fois plus élevé pour les femmes par rapport aux sujets ayant adopté le meilleur mode de vie. Les hommes perdent ainsi en moyenne 8,4 années de vie et les femmes 15,1 années. Inversement, les personnes qui respectent cette très bonne hygiène de vie voient leur longévité augmenter de 8 ans pour les hommes et de 15 ans pour les femmes.

2

L'alimentation « anticancer » en pratique

Selon Hippocrate, toute maladie se développe sur un terrain qui lui est favorable et la meilleure médecine est celle qui joint au remède tout ce qui peut aider le corps dans sa capacité naturelle à conserver sa santé.

ATTENTION

Aucun régime alimentaire ne peut se substituer à un traitement médical, quelle que soit la maladie. Seules une alimentation variée et équilibrée ainsi qu'une activité physique régulière, auxquelles vient s'ajouter une réduction de la consommation d'alcool, peuvent réduire le risque de développer un cancer – sans supprimer ce risque totalement. Chacun doit identifier, dans son comportement alimentaire, les facteurs de risques avec les aliments qui augmentent ces risques.

Les fondamentaux ou le B. A.-BA de l'alimentation « anticancer »

La communauté médicale et scientifique avance aujourd'hui prudemment, en raison des difficultés d'évaluer avec précision les conséquences des habitudes alimentaires sur la fréquence de certains cancers et sur leur évolution. De plus, les polymorphismes (profils individuels) et la spécificité de chacun des patients ne permettent pas de définir des liens certains entre un aliment et la prévention de l'évolution d'une tumeur.
Les recommandations des Drs David Servan-Schreiber et David Khayat se fondent d'une part sur des résultats bien établis (les fondamentaux) et d'autre part sur des conclusions d'études épidémiologiques dont la méthodologie est parfois discutable, ainsi que sur des expériences réalisées sur les animaux, souvent difficilement applicables à l'homme. En attendant des démonstrations plus rigoureuses d'études en cours ou à venir, ces observations et ces études donnent cependant des indications dont chacun peut tenir compte dans sa propre alimentation.
Le Fond mondial de la recherche contre le cancer et le Centre international de recherche sur le cancer (CIRC) publient des rapports sur la relation entre nutrition et cancer. Leurs travaux de synthèse, qui prennent en

compte de façon rigoureuse plusieurs milliers d'études et d'articles scientifiques, sont la référence dans ce domaine et sont réactualisés régulièrement.

À RETENIR

Le docteur Richard Béliveau, de l'université de Montréal, préconise de combattre les risques de cancer par l'alimentation en mangeant quotidiennement (de façon « métronomique ») des aliments contenant des molécules dites « anticancéreuses », pour créer un environnement hostile aux cellules cancéreuses, attaquer quotidiennement ces possibles micro-foyers de cellules précancéreuses ou cancéreuses et empêcher leur prolifération. Dans ce champ de bataille se livre continuellement un combat entre des cellules mutées, qui cherchent à se diviser de façon autonome pour dégénérer en cancer, et nos mécanismes de défense qui veulent les éliminer de l'organisme. Si votre régime alimentaire contient une majorité d'aliments cancérigènes ou manque d'aliments protecteurs, les microtumeurs « dormantes » se retrouvent dans un environnement plus favorable à leur développement et risquent de se transformer en cancer invasif. Inversement, si l'alimentation est riche en aliments protecteurs et ne comprend qu'une faible proportion d'aliments aux molécules mutagènes, les risques de développer un cancer sont moindres.

Les aliments à éviter

- **Un excès de viandes rouges et de charcuteries augmente les risque de certains cancers**

Il est établi que les viandes rouges, y compris le veau et le porc, contiennent du fer hémitique (une forme de fer qui est un facteur de croissance pour les tumeurs) et les charcuteries contiennent trop de sels, en particulier des sels nitrés (nitrite de sodium), dont la consommation en excès favorise l'apparition de cancers, en particulier du côlon et du rectum. Si vous êtes gros mangeur de ces viandes, vous devez réduire fortement la consommation de charcuteries et de viandes saignantes, alterner avec des viandes blanches, des œufs, du poisson et des légumineuses associées à des céréales.

Des chercheurs ont effectué un suivi de 494 979 adultes américains âgés de 50 à 71 ans sur environ dix ans. Les participants ont rempli des questionnaires détaillés sur leur régime alimentaire – y compris sur les méthodes qu'ils utilisent habituellement pour cuire la viande rouge. Les auteurs ont montré dans cette étude, publiée dans *The American Journal of Gastroenterology*, que le risque de certains cancers de la gorge et de l'estomac était plus élevé chez ceux qui mangeaient beaucoup de viande rouge ou des produits fabriqués à base de ces viandes. Pour une forme de cancer de l'œsophage, la probabilité était accrue de 79 %.

D'après une autre étude, une méta-analyse d'études de cohortes réalisées par le WCRF et l'*American Institute for Cancer Research* (AICR), les pourcentages d'augmentation du risque de cancer colorectal par portion de viande rouge (100 g) ou de charcuteries (50 g) étaient respectivement de 29 % et de 21 % (risques relatifs de 1,29 et 1,21).

LE SAVIEZ-VOUS ?

En France, la consommation moyenne de viandes rouges chez l'adulte est de 370 g par semaine (53 g par jour) et celle de charcuteries de 270 g par semaine (38 g par jour). Un quart des adultes (39 % des hommes et 13 % des femmes) consomment plus de 500 g de viande rouge par semaine.

TÉMOIGNAGE

Évelyne

« L'alimentation : du sain, de l'équilibre, du plaisir… »

« Avant ma maladie, j'avais déjà, je crois, une alimentation saine. Je mangeais beaucoup de fruits et de légumes ; donc de ce côté-là, je n'ai rien changé. J'ai en revanche beaucoup modifié mon rythme de vie, je peux même dire que mon cancer a bouleversé ma vie. J'étais surbookée, stressée ; je courais et je mangeais mal, sur un coin de table. Aujourd'hui, je prends le temps de manger une alimentation la plus saine et la plus équilibrée possible.

Depuis ma maladie, je suis très attentive avec la viande rouge, y compris pour mes enfants, même s'ils adorent ça ! J'ai beaucoup diminué les quantités car je sais que manger beaucoup de viande rouge ou beaucoup de charcuterie, ce n'est pas très bon.

Je mange des fruits, des légumes, un peu de viande blanche, du poisson et des laitages. J'ai aussi changé les modes de cuisson. Je mets très peu de matière grasse. Par exemple, je ne fais plus jamais cuire le beurre. J'en mets un peu sur les légumes mais quand ils sont chauds, afin qu'il fonde sans cuire.

J'utilise beaucoup d'herbes aromatiques, du thym, du basilic, du romarin et je mets peu de sel, voire pas du tout. Je laisse mes enfants saler eux-mêmes dans leur assiette, après avoir goûté. »

La cuisson des viandes

La cuisson à haute température de certains produits fabriqués à base de viande est également mise en cause, car elle produit des amines hétérocycliques cancérigènes (molécules toxiques dérivées des molécules naturelles). Un certain type de cancer de l'estomac augmentait de 44 % chez ceux qui consomment une grande quantité de ces molécules.

À RETENIR

Il ne faut pas supprimer les viandes rouges mais diminuer fortement leur consommation chez les gros mangeurs de ces viandes. Il est recommandé de se limiter à environ 500 g par semaine chez l'adulte.

Les sels des salaisons

Le sel de sodium marin ou autres sels, consommés en excès, peuvent provoquer des altérations de la muqueuse gastrique et augmenter l'effet d'autres facteurs de risques de cancers de l'estomac et des voies digestives supérieures. L'Organisation mondiale de la santé (OMS) recommande de ne pas dépasser un apport quotidien de 5 g/jour. En France, 67 % des hommes et 26 % des femmes ont des apports supérieurs à 8 g/jour. L'objectif serait de réduire dans un premier temps ces apports à moins de 8 g/j chez les hommes et moins de 6,5 g/j chez les femmes et les enfants.

Il est fortement recommandé de limiter ses apports de sels, notamment issus de la consommation d'aliments transformés salés (charcuteries, fromages, biscuits apéritifs, plats préparés) et l'ajout de sel à la cuisson ou dans l'assiette. Les charcuteries industrielles contiennent des nitrites, agents de conservation qui se transforment, à la cuisson, avec les protéines de la viande, en des molécules cancérogènes, les nitrosamines, et augmentent ainsi le risque de cancers, en particulier ceux du tube digestif.

TÉMOIGNAGE

Wilma

« Une diététicienne à domicile ! »

« Avant ma maladie, c'était du n'importe quoi ! Et même maintenant, c'est encore parfois le cas ! Par exemple, j'ai du mal à manger des légumes et en plus, maintenant, je dois manger sans sel. En ce moment, je fais des excès je mange trop gras et j'ai du surpoids, j'ai pris 8 kilos depuis les traitements.

Je sais qu'il faut que je fasse attention. Mais un jour je mange bien et un jour je n'y arrive pas. Le problème, c'est que je n'ai pas toujours envie de cuisiner alors je mange souvent des conserves, même si je sais que ce n'est pas bien. Mais il faut du courage pour faire la cuisine quand on est malade. Du coup, pour moi, l'essentiel c'est que l'estomac soit rempli et ce n'est pas bien manger, ça ! Malgré ma maladie, je n'arrive pas à être régulière. Il me faudrait une diététicienne à la maison ! »

Limiter fortement la consommation d'alcool

Il est aujourd'hui établi par le *World Cancer Research Fund* (WCRF) et l'*American Institute for Cancer Research* (AICR) que l'alcool est un facteur cancérigène. Même une faible consommation peut augmenter le risque de certains cancers, en particulier les cancers des voies aérodigestives supérieures (cancer de la gorge) et ceux de l'œsophage, du côlon-rectum, du sein et du foie. On estime aujourd'hui que la part attribuable à l'alcool est de 10,8 % des nouveaux cas de cancer, 9,4 % des décès chez les hommes ainsi que 4,5 % des nouveaux cas et

3 % des décès par cancer chez les femmes. L'arrêt de la consommation réduit les risques de cancers en particulier des voies aérodigestives supérieures.

Tableau 5

Augmentation du risque de cancers par verre d'alcool consommé par jour pour les relations jugées convaincantes (d'après les études de cohorte réalisées dans le cadre du rapport WCRF/AICR 2007)

Localisation	Pourcentage d'augmentation du risque de cancer par verre de boisson alcoolisée par jour*
Bouche, pharynx et larynx	168
Œsophage	28**
Côlon-rectum	9
Sein	10

*Significatif pour ces localisations. Une augmentation de risque de cancer de 10 % pour les sujets consommant un verre par jour correspond à un risque relatif estimé de 1,10. Une consommation d'un verre par jour correspond aussi bien à une consommation quotidienne d'un verre qu'à une consommation de sept verres une fois dans la semaine (une soirée par semaine, par exemple).
Un ballon de vin à 12° (10 cl) ou un verre de champagne (10 cl) est l'équivalent d'un demi de bière à 5° (25 cl) et d'un verre de whisky ou d'un pastis à 40° (3 cl).
** Augmentation de risque estimée à partir d'études cas-témoins.

ATTENTION

Tous les vins, même biologiques, contiennent des sulfites, en particulier les vins blancs. C'est le soufre, ajouté pour la conservation des vins, qui génère ces sulfites (additifs E220 à E228). L'étiquette des bouteilles doit le mentionner si les sulfites excèdent 10 mg par litre. Pour l'Anses, 3 % de la population française dépassent la dose journalière autorisée, qui est de 0,7mg/kg/jour. Ces sulfites comme les nitrites pourraient être indirectement mutagènes et cancérigènes. De plus, ils peuvent renforcer les réactions inflammatoires et allergiques chez des sujets sensibles.

À RETENIR

L'alcool est le deuxième facteur de risque de mortalité par cancer en France (deuxième cause de mortalité évitable par cancer, après le tabac). Heureusement, la consommation d'alcool diminue en France depuis les années 1960. Elle est actuellement estimée à 12,9 litres d'alcool par habitant de 15 ans et plus et par an. Elle nous classe ainsi au 6e rang mondial et au 4e rang européen.

Qu'en est-il des sucres ?

Le fructose, un sucre voisin du glucose, influence-t-il l'évolution des cancers ? La consommation de fructose a considérablement augmenté ces dernières années, principalement au début des années 1970, depuis l'apparition du sirop de maïs hydrolysé, riche en fructose. Ce sucre a remplacé le glucose dans de nombreux aliments préparés, en raison de son faible coût et de son haut pouvoir sucrant. La consommation de fructose a été multipliée par mille environ entre 1970 et 1990. Le sirop de maïs hydrolysé riche en fructose est retrouvé dans les pâtisseries, les boissons sucrées, les friandises, les gâteaux et les biscuits, les plats surgelés, le ketchup, les vinaigrettes commerciales, les barres de céréales ainsi que dans beaucoup d'autres aliments transformés.

LE SAVIEZ-VOUS ?

?

Des chercheurs qui ont exposé des tumeurs pancréatiques prélevées sur des patients à du glucose ou à du fructose montrent que le fructose raffiné pourrait contribuer à la croissance des cellules du cancer du pancréas. Comme d'autres études l'ont démontré, le glucose a aussi facilité la croissance des cellules cancéreuses. Bien que l'expérience ait été menée sur des cellules de cancer du pancréas, les chercheurs soulignent que l'effet procancer du fructose pourrait s'appliquer à d'autres types de cancers. De plus, des études épidémiologiques conduites aux États-Unis estiment que la consommation de ces aliments riches en fructose est associée à un risque plus élevé de surpoids. Il est possible de remplacer ce type de sucre par la stévia qui contient du rébaudioside au pouvoir sucrant, mais non assimilable par l'organisme.

Les acides gras trans et le risque de cancer du sein

Les acides gras trans sont des lipides naturellement présents dans les produits laitiers, les viandes et graisses de ruminants (vache, bœuf, etc.). On les trouve aussi après la transformation des huiles végétales : les huiles végétales hydrogénées (qui permettent aux industriels de les utiliser à l'état solide) ou les huiles chauffées en contiennent. Les produits laitiers représentent plus de la moitié des apports en acides gras trans chez l'adulte en Europe. L'industrie agro-alimentaire les utilise également comme stabilisateur et comme conservateur dans les viennoiseries, les pains, les pizzas, les biscuits, mais aussi dans les margarines, les plats cuisinés, les recettes chocolatées. Les huiles partiellement hydrogénées connues sous le nom d'acides gras trans sont utilisées dans les viennoiseries, les barres chocolatées, les produits congelés, les fritures… On connaît depuis longtemps leurs effets néfastes sur le système cardiovasculaire. Des études récentes ont montré que ces produits peuvent être co-responsables de certains cas de cancers du sein.

LE SAVIEZ-VOUS ?

?

L'INSERM a rendu publique une étude montrant que le risque relatif de cancer du sein est presque doublé chez les femmes ayant des taux sanguins élevés d'acides gras trans. C'est le résultat d'une étude épidémiologique de grande ampleur menée depuis 1990. Grâce à 25 000 prises de sang, on a pu comparer les taux sanguins d'une quarantaine d'acides gras chez celles qui avaient eu un cancer et chez les autres femmes. Les femmes âgées de 55 à 60 ans ont, chaque année, une probabilité de 300 pour 100 000 de développer un cancer du sein. Celles qui consomment trop d'acides gras trans développent 534 cancers du sein pour 100 000. Ainsi ce risque appelé risque relatif est de 1,78.

Tableau 6 : Aliments « pro-cancéreux » à réduire ou à éviter

Aliments	Molécules directement ou indirectement cancérigènes	Types de cancers
Viandes et poissons grillés au barbecue dans la flamme (charbon, gaz)	Hydrocarbures aromatiques polycycliques	Cancers du tube digestif
Graisses cuites à hautes températures huile de colza, de palme, beurre noir	Amines hétérocycliques Peroxydes d'origine lipidique	Poumon Cancers du tube digestif
Fritures Beignets, poissons panés Chips, snacks, biscuits apéritifs	Produits de la combustion de l'huile Acrylamide	Estomac…
Charcuteries salées saucisses, pâtés, rillettes, boudin noir	Acides gras saturés Sels : nitrites, nitrates… Fer hémitique, composés N-nitrosés	Estomac, côlon…
Sucreries en grignotage bonbons, sodas, sirops, pâtisseries industrielles, crèmes glacées	Molécules de surpoids Sucres rapides Acides gras trans Sucres et graisses	Sein, prostate…
Fromages riches en graisses : pâtes cuites pressées	Molécules de surpoids Acides gras saturés	Côlon, sein, prostate…
Poissons gras fumés	POP : polluants organiques persistants : PCB (polychlorobiphényls) et métaux lourds dans les graisses (mercure, plomb, dioxine, arsenic)	Côlon, rectum… Poumon (arsenic)
Alcools forts : whisky, rhum, vodka…	Ethanol (plus de 30 g par jour)	Bouche, œsophage…

En accord avec l'AFSSA (Agence française de sécurité sanitaire des aliments), nous ne vous recommandons pas de diminuer la consommation de produits laitiers, mais d'éviter les laits entiers pour leur préférer les laits écrémés et demi-écrémés, et surtout de réduire la consommation de produits de panification industriels. Cependant, il est clair qu'un régime qui diminue l'apport en produits laitiers diminue également l'ingestion des acides gras trans.

Des liens entre pesticides et conservateurs et cancer ?

L'Autorité européenne de sécurité des aliments (EFSA) a publié un rapport annuel sur la présence de pesticides dans les aliments, sur des données datant de 2009 obtenues après analyse de 67 000 échantillons de fruits et légumes provenant de 300 produits différents. 97,4 % des échantillons testés présentaient des taux de résidus inférieurs aux limites maximales imposées dans le cadre de la réglementation européenne. En France, sur les 4 953 échantillons prélevés, 37,7 % des fruits et légumes issus de l'agriculture conventionnelle contenaient des résidus de pesticides, contre 38,1 % en 2008, et 3,1 % à des quantités supérieures aux limites maximales fixées. Ce sont les raisins les plus contaminés avec 75 % des échantillons qui contiennent des résidus et 58 % plusieurs résidus, contre 3,1 % des autres échantillons en moyenne. Dans certains raisins, 23 résidus différents ont été détectés. Seuls 2 % des produits bio analysés contenaient des pesticides et en concentrations très inférieures à ceux de l'agriculture conventionnelle.

Les pesticides (insecticides, fongicides contre les champignons parasites, désherbants...) sont fréquemment utilisés dans l'agriculture moderne intensive. Certes, ces produits, avant leur utilisation, sont testés individuellement et à haute dose sur les animaux de laboratoire. Par contre, ils sont utilisés à des doses variables, le plus souvent en association et avec des fréquences variables suivant le type de produit, le type de culture et les conditions climatiques.

D'autre part, les fruits et légumes absorbent ces produits de façons très différentes. Leur contamination dépend de la nature du produit chimique. Certains pesticides utilisés à faible dose de façon externe partent très facilement après un bon lavage à l'eau. D'autres, qui pénètrent par la sève à l'intérieur du fruit et du légume, ne sont pas éliminés. D'autres encore sont dégradés à la cuisson ou se transforment en molécules dont on ne connaît pas toujours l'impact. Si nous n'avons pas de réponses précises, nous pouvons cependant par précaution éliminer une partie des pesticides par lavage (trempage), épluchage (pelez et éliminez les feuilles extérieures des légumes) et surtout les modes de cuisson qui les éliminent en partie (voir p. 116-119).

À RETENIR

Bien qu'il ne soit pas encore prouvé que les pesticides contenus dans les aliments soient mauvais pour notre santé, les chercheurs doivent évaluer les risques de faibles doses de pesticides non seulement pris seuls mais aussi en cocktail, de façon cumulative et pendant des longues durées, par exemple chez des enfants en pleine croissance. Une attention toute particulière doit se porter sur les effets de certains pesticides sur les femmes enceintes et sur le bébé qu'elles portent.

De faibles doses de cancérigènes et des perturbateurs endocriniens dans les assiettes des enfants

- Entre juillet et septembre 2010, quatre associations ont acheté en supermarché des aliments non biologiques, ceux-là même qu'un enfant d'une dizaine d'années trouve dans son assiette, à la cantine ou à la maison et ont fait procéder à des analyses. Celles-ci révèlent la présence de nombreux cancérigènes et perturbateurs endocriniens, certes à des doses très faibles.

Conformément aux recommandations du Plan National Santé Environnement (PNSE), le menu comprenait 5 fruits et légumes frais, au moins 3 produits laitiers ainsi qu'un litre et demi d'eau. Il y avait de surcroît quelques sucreries, par souci de réalisme. Il s'agit donc d'un menu diététique et réaliste. Toutefois pour avoir des menus complets, il faut des produits céréaliers, des matières grasses et de la viande, du poisson ou des œufs. Les résultats, publiés sur le site internet http://www.menustoxiques.fr montrent bien l'existence de cocktails : même si les doses de produits chimiques restent pour chaque produit en dessous des normes, ils s'additionnent dans l'assiette et surtout se combinent, sans que personne puisse dire quels sont les effets de ces mélanges.

De plus, on sait désormais que les perturbateurs endocriniens produisent des actions biologiques à faible dose, ce qui n'est pas pris en compte dans la fixation des normes de toxicité. Le moment de leur exposition, pendant la croissance de l'enfant par exemple, est un facteur crucial, également négligé par de nombreux experts.

Voici par exemple les résultats des analyses pour le déjeuner : 33 résidus retrouvés à très faibles doses dont 17 cancérigènes probables ou possibles, 4 cancérigènes certains et/ou 14 perturbateurs endocriniens (PE) suspectés.

LE SAVIEZ-VOUS ?

L'exposition professionnelle à des produits phytosanitaires a été analysée dans 83 études indépendantes. 73 d'entre elles montrent une association positive avec des cancers qui peuvent survenir des dizaines d'années après la contamination.

Manger bio prévient-il l'apparition et/ou l'évolution des cancers ?

En d'autres termes, est-ce que les produits bio, moins contaminés et sans additifs, ont un effet bénéfique sur l'évolution des cancers ? À partir de très nombreux travaux actuels, on ne peut conclure que les consommations des deux types d'aliments (bio et non bio) modifient les risques d'apparition et/ou l'évolution des cancers. En nous laissant guider par le bon sens, il vaut mieux manger régulièrement des fruits et légumes frais et colorés, qu'ils soient bio ou non bio.

La presque totalité des pesticides retrouvés sur les aliments sont à des doses inférieures aux limites maximales de résidus autorisés (LMR). Toutefois, nous ne connaissons pas les effets à long terme d'une alimentation riche en pesticides de toutes sortes et en cocktails, sur la santé.

À RETENIR

François Veillerette, président du MRDGF (Mouvement pour le respect des générations futures), remarque que les LMR ont été calculées à partir d'études chez des animaux, et qu'aucune évaluation ne s'intéresse aux effets d'une exposition à de faibles doses pendant toute une vie ni aux effets cumulatifs des nombreux pesticides présents dans les aliments sur notre santé. En 2008, 85 % des grappes de raisins achetés en supermarché contenaient au moins 5 pesticides. L'Agence nationale de sécurité sanitaire de l'alimentation de l'environnement et du travail (Anses) pilote un projet de recherche (Pericles) sur d'éventuels effets combinés d'une co-exposition à des polluants différents. À partir de 79 pesticides couramment présents dans les aliments, l'Anses identifie les combinaisons les plus fréquentes. Les analyses toxicologiques vont montrer les éventuels effets de ces cocktails sur des pathologies comme le cancer.

Aliments industriels tout préparés et cancers

Depuis plus d'une génération, la nature de notre alimentation a fortement changé.

- En s'industrialisant elle est devenue trop riche en graisses, en sels de sodium et en différents sucres

CONSEIL

Reprenons le contrôle de nos aliments en cuisinant des produits naturels, de saison ou surgelés frais. Retrouvons les goûts simples d'aliments que nous transformons et assaisonnons nous-mêmes. Nous pouvons préparer des petits plats rapidement, simplement, la veille au soir pour le déjeuner du lendemain (voir les recettes de ce livre). De plus, il faut composer des menus variés, équilibrés de façon régulière sur une ou plusieurs semaines.

cachés. Principalement pour des raisons de conservation, de goût et de présentation, ces aliments ont été enrichis en produits chimiques dont les effets peuvent être dangereux pour notre santé à court ou à long terme.

- Pour des raisons pratiques liées aux changements de modes de vie surtout urbains, la façon de produire et de traiter la nourriture a été fondamentalement modifiée. Nous ne contrôlons plus la qualité de nos aliments en mangeant souvent le midi des plats cuisinés à réchauffer au four à micro-ondes.
- Le traitement de certains aliments leur retire non seulement leurs propriétés bénéfiques mais il ajoute dans nos régimes une absorption importante et continue de produits chimiques, produits concentrés, produits facilitateurs, dont les effets cancérigènes à plus ou moins long terme sont très fortement suspectés.
- La viande est ainsi traitée pour avoir plus de goût avec des produits à base de sels de sodium et gazée pour garder sa couleur rouge appétissante le plus longtemps possible.
- Nous sommes habitués à choisir des fruits et légumes à l'apparence parfaite. Cet état ne peut être obtenu qu'après traitements par des pesticides qui s'incrustent dans la chair à travers la peau des fruits. Les tomates sont ramassées presque vertes, rougies artificiellement et traitées, ainsi que les fraises et les framboises, pour résister le plus longtemps possible au transport et dans les magasins.

TÉMOIGNAGE

Bernard

« Bien manger, c'est aussi manger de saison »

« C'est important l'alimentation ! Aujourd'hui, non seulement il ne faut pas manger n'importe quoi mais en plus, il faut aussi faire attention au rapport qualité/prix. J'ai redoublé d'attention depuis ma maladie. Il faut que je mange moins gras et je dois limiter les viandes rouges. Du coup, je me cantonne à tout ce qui est à plumes et à poils – poulet, lapin et autres. C'est parfois compliqué de trouver les bons aliments, ils ne sont pas toujours très bien définis, même par les médecins et les diététiciennes. Quelques-uns ne répondent pas à mes questions. Je pense que mettre noir sur blanc la liste des bons aliments serait efficace. Bien manger, pour moi, c'est manger de tout et surtout un peu plus de légumes et de fruits.

Il faut manger des fruits et des légumes de saison. Il faut manger de saison pour avoir des fruits bons et pas trop chers. Ce n'est pas l'hiver qu'on va manger des fraises, bonjour l'acidité et le porte-monnaie !

En plus, avec la chimiothérapie, on perd beaucoup le goût. Du coup, il est d'autant plus important de choisir des aliments bien goûteux. »

L'exposition professionnelle aux pesticides augmente le risque de cancer

Chez les agriculteurs, en première ligne pour l'exposition aux pesticides, des compilations d'études épidémiologiques montrent que leur exposition professionnelle entraîne une augmentation de 41 % du risque d'avoir des cancers du sang. Ces agriculteurs, qui sont exposés à de très fortes doses de pesticides cancérigènes, peuvent aussi développer des tumeurs au cerveau. D'autres auteurs ont réalisé une étude épidémiologique pour les cancers de la prostate. Il s'avère, là encore, que l'utilisation professionnelle des pesticides à haute dose est associée à une forte incidence de ces cancers.

Les aliments à consommer régulièrement

Les facteurs protecteurs qui peuvent réduire les risques

Les facteurs protecteurs des végétaux sont certaines **vitamines**, des **fibres** (prébiotiques) et les micro-constituants comme les **acides gras** et les **polyphénols**. Ce sont ces derniers qui sont les véritables facteurs protecteurs. Ce sont par exemple les pigments de certains fruits, comme les **anthocyanes** qui donnent leur couleur aux fruits rouges ou les **caroténoïdes** de la carotte. Ces molécules donnent aussi leur odeur à certains fruits ou légumes, comme les **composés soufrés** dans l'ail ou les **isothiocyanates** des choux. Ces micro-constituants peuvent aider les cellules à éliminer les substances toxiques. Des composés (indoles, folates) présents en grande abondance dans les choux comme le brocoli sont capables d'induire la mort des cellules cancéreuses. Ainsi, les fruits et légumes nous apportent des composés protecteurs essentiels.

Selon le Dr Richard Béliveau, directeur du laboratoire de médecine moléculaire, chercheur au service de neurochirurgie de l'hôpital Notre-Dame (Centre hospitalier de l'université de Montréal), il serait possible de réduire les risques de cancers en consommant régulièrement certains aliments.

Voici la liste des 9 aliments (ou groupes d'aliments) qu'il recommande en complément d'une alimentation variée et équilibrée, à consommer régulièrement :

1. Une gousse d'ail ou un mélange oignon-échalottes ou des poireaux
2. Un demi-verre de jus de myrtilles, de mûres ou de framboises
3. Quelques choux de bruxelles ou un demi chou-fleur ou des brocolis
4. 20 g de chocolat noir (au moins 70 % de cacao)
5. Une tasse de soupe au chou avec 1 g de curcuma et une pincée de poivre
6. Un oignon blanc ou rouge et environ 100 g de raisin rouge ou 200 ml de jus de raisin
7. Une demi-tasse de soja (sauf pour les femmes ménopausées, voir p. 103) et des légumineuses (pois chiches, lentilles, fèves…)
8. Environ 750 ml de thé vert bien infusé
9. Une tomate ou mieux, 200 ml de jus de tomate

Ces constituants n'excluent pas d'autres aliments à consommer en petites quantités, pour se faire plaisir.

À RETENIR

Une démonstration de l'effet des polyphénols des mûres et myrtilles

Des chercheurs de l'université de Louisville aux États-Unis ont implanté des tumeurs mammaires chez des rattes. Une partie d'entre elles étaient nourries avec 2,5 % d'extrait de mûres, une autre avec la même proportion de myrtilles et une autre avec de l'acide ellagique pur, un polyphénol antioxydant très présent dans ces baies et dans beaucoup de plantes à tanins. L'évolution de la tumeur a ensuite été comparée avec un groupe témoin. Les rattes soumises à des régimes supplémentés avec des baies ont montré une baisse significative de l'incidence des tumeurs mammaires (de 10 % pour les mûres à 30 % pour les myrtilles). Le volume des tumeurs et leur nombre étaient aussi réduits. Les chercheurs ont montré que ces polyphénols peuvent prévenir les tumeurs mammaires en agissant sur le métabolisme hormonal et général au cours de la phase initiale de la cancérogenèse.

Ces études effectuées chez l'animal ne garantissent pas des effets « anticancers » identiques chez l'homme, mais ces baies sont excellentes pour nos défenses naturelles et notre santé en général.

Les bienfaits du jus de grenade

La grenade et surtout son jus ont des propriétés vantées par plusieurs ouvrages (voir notamment les ouvrages des Drs David Khayat et David Servan-Schreiber). Ce consensus sur les vertus bénéfiques du jus de grenade vient d'être confirmé par une étude américaine sur les cellules du cancer de la prostate, dont les résultats ont été présentés à la réunion de l'American Society for Cell Biology à Philadelphie. Une équipe de l'université de Californie a traité avec du jus de grenade des cellules cancéreuses de la prostate, résistantes à la testostérone, cellules qui développent très fréquemment des métastases. Ils ont montré que les cellules traitées formaient moins de colonies métastatiques.

Jus de raisin ou vin rouge ?

Les deux boissons contiennent des polyphénols, mais il est possible que l'alcool du vin augmente l'absorption de l'un d'entre eux, le resvératrol du raisin, au niveau de l'intestin ; le resvératrol passerait ainsi plus vite dans le sang. L'alcool pourrait aussi extraire plus de resvératrol de la pulpe du raisin que l'on retrouverait dans les tanins du vin rouge. D'autre part, il est aussi possible que l'alcool, dont on connaît les effets au niveau du foie, modifie le métabolisme de ces polyphénols dans le foie.

Le curcuma est-il une épice miracle ?

Le curcuma est un remède traditionnel très ancien, dont les bénéfices sur la santé ont été décrits en Inde il y a quatre mille ans. C'est l'un des principes végétaux essentiels de la médecine ancienne ayurvédique, « science de la vie ». Il est traditionnellement associé à d'autres principes minéraux ou végétaux tels que le

ATTENTION

L'alcool (éthanol) du vin, même en petite quantité, peut être mauvais pour l'évolution de certaines tumeurs. Il est bien connu que nous supportons plus ou moins bien les effets de l'alcool ; en d'autres termes, nous sommes plus ou moins sensibles à cette molécule qui peut créer des microlésions non seulement au niveau du tube digestif et du foie mais aussi dans d'autres organes après passage dans le sang.

CONSEIL

Lorsque vous utilisez du curcuma, associez-le toujours avec une petite quantité de poivre noir, par exemple dans une sauce avec un peu de matière grasse pour le dissoudre facilement (voir recettes).

gingembre et, plus particulièrement, le poivre noir. Des recherches ont confirmé le bon sens de la tradition puisque la pipérine du poivre noir potentialise environ deux mille fois l'assimilation sanguine de la curcumine du curcuma. Autrement dit, lorsque le poivre est absorbé à hauteur de 20 mg par kilogramme de poids, la biodisponibilité du curcuma augmente de 2000 % lorsqu'il est associé au poivre noir.

Une étude en laboratoire a montré que le curcuma ralentissait la croissance des cellules cancéreuses chez les souris. D'autres études sur des animaux ont montré que la molécule active du curcuma, la curcumine, induisait la mort des cellules cancéreuses (apoptose) et ralentissait le développement des tumeurs. Une autre étude, réalisée sur des souris dont un gène défaillant entraîne le développement de tumeurs intestinales, montre que la prise de curcuma entraîne la réduction de ces tumeurs de 60 % par rapport aux souris qui n'ont pas été nourries avec du curcuma.

Des chercheurs ont montré que le principe actif du curcuma, la curcumine, est capable d'arrêter la croissance tumorale chez la souris, tout en minimisant les effets secondaires toxiques d'un médicament. Dans cette étude publiée récemment dans Molecular Cancer Therapeutics, les chercheurs suggèrent que le principe actif du curcuma pourrait être utilisé chez l'homme pour diminuer les doses de chimiothérapie tout en obtenant les résultats attendus.

Les premières études menées sur des patients à l'hôpital ont donné des résultats significatifs. En 2007, il a

été initié vingt-deux études sur des patients atteints de cancers et sur le bénéfice de la prise de curcuma. Dans une première étude menée sur des patients atteints de cancer du pancréas, dont l'espérance de vie est très courte, la prise de curcuma a permis de constater, sur vingt-deux personnes, une diminution de 73 % de la tumeur chez un patient, la stabilisation de l'état chez quatre autres et l'allongement de vie de plus de deux ans chez un patient.
Une autre étude menée au centre anticancer John Hopkins de Baltimore a montré que la prise de curcuma avec de la quercétine, un flavonoïde présent dans beaucoup de fruits, pouvait réduire de 60 % la croissance des cellules cancéreuses dans le cas d'un cancer colorectal. D'autres études montrent le bénéfice du curcuma en prévention du cancer et dans la prévention de la résistance des cellules aux chimiothérapies et aux radiations.

ATTENTION

Il peut exister un risque d'inhibition partielle de l'efficacité de certaines chimiothérapies avec la curcumine. Les spécialistes de la curcumine recommandent de ne pas prendre plus d'une cuillerée à café de curcuma par jour.

La synergie champignons-thé vert dans le cancer du sein

Des chercheurs australiens de l'université de Perth ont comparé les régimes et les modes de vie de plus de 2 000 femmes ayant consulté dans une clinique du sein en Chine. À partir de relevés détaillés de leur consommation de divers aliments, ils ont observé que, toutes choses égales par ailleurs, les femmes qui consommaient plus de 10 g de champignons frais par jour (shiitaké, maïtaké…) avaient un risque du cancer du sein diminué de 64 % par rapport à celles qui ne mangeaient pas de champignons ; chez celles qui mangeaient 4 g/jour de champignons séchés, la réduction du risque était de 47 %. Lorsque venait s'y ajouter la consommation de thé vert (plus d'1 g/jour de feuilles de thé à infuser), l'effet protecteur de la combinaison des deux se chiffrait à 89 %. Les champignons shitaké ou maïtaké, mais aussi les pleurotes, contiennent de la lentinane et d'autres polysaccharides qui stimulent directement le système immunitaire.

LE SAVIEZ-VOUS ?

?

Les résistances aux traitements, qui sont fréquentes, expliquent jusqu'à 90 % des rechutes chez les patients. Or, **une molécule de champignon** *permettrait de diminuer le risque de résistance. Un composé extrait d'un champignon sauvage et vénéneux originaire de Chine, la verticilline, combiné à certains traitements anticancéreux, réduirait la résistance des cellules cancéreuses et améliorerait ainsi l'action des traitements. Cette substance, qui ne peut pas être utilisée seule, peut conduire à l'autodestruction des cellules cancéreuses en activant un gène qui favorise la mort cellulaire, mais seulement à de très fortes concentrations. Selon les recherches menées chez la souris, la haute dose requise pour avoir un effet rend les souris malades. En revanche, son association avec certains traitements actuels permet de diminuer considérablement la dose et de potentialiser le traitement. Cette molécule n'est pas encore testée chez l'homme dans le cadre d'essais cliniques, mais elle pourrait contribuer à contrer l'apparition des résistances aux traitements.*

Tableau 7 : Bons aliments pour diminuer les risques de cancers

Types d'aliments	Types de cancer	Exemples de molécules actives
Céréales complètes (muesli...) Légumes secs (haricots, lentilles..., noix)	Prostate, rectum, côlon	Prébiotiques (fibres) Tocophérol
Légumes verts (salade, soja, haricots verts...)	Bouche, pharynx, larynx, œsophage, estomac, sein	Génistéine
Légumes verts crucifères (choux, brocolis...)	Pancreas, poumon, vessie, prostate	Isothiocyanates, indoles, folates, lutéoline
Fruits et légumes jaunes et oranges (agrumes)	Bouche, pharynx, larynx, œsophage, estomac	Caroténoïdes, limonène
Fruits et légumes rouges (raisins, tomates, fraises, framboises)	Bouche, pharynx, larynx, œsophage, estomac prostate	Lycopène, anthocyanes... Vitamine C
Produits laitiers (yaourts, fromages)	Rectum, côlon	Probiotiques (bactéries)
Ail, oignon, poireau...	Rectum, côlon	Isothiocyanates, diallyl disulfides

Tableau 8 : Facteurs alimentaires augmentant ou diminuant les risques de cancer

Facteurs augmentant les risques de cancer	Facteurs diminuant les risques de cancer
✓ Boissons alcoolisées (bouche, pharynx, larynx, œsophage, côlon, rectum, sein, foie) ✓ Viandes rouges, charcuteries (côlon, rectum, estomac) ✓ Surpoids, obésité (endomètre, sein après la ménopause, rein, côlon, rectum) ✓ Sel, aliments salés (estomac)	✓ Fruits et légumes (bouche, pharynx, larynx, œsophage, estomac) ✓ Activité physique (côlon, rectum, estomac) ✓ Allaitement (sein)

LE SAVIEZ-VOUS ?

Les antioxydants contenus dans les fruits sont plus efficaces quand ils se combinent entre eux. Les antioxydants en association utilisés par les plantes pour se protéger contre leur vieillissement et les attaques des parasites, ***ralentissent également le vieillissement des cellules du corps humain*** *et le* ***protègent contre le cancer.*** *Des chercheurs de la Brigham Young University, dans l'Utah, ont publié une étude dans le Journal of Food Science, qui montre que les capacités oxydantes des sept composés phénoliques antioxydants des agrumes sont plus efficaces en les associant par groupes de deux, trois ou quatre. Ainsi certaines associations sont beaucoup plus efficaces que l'antioxydant pris seul.*

Privilégier la qualité plutôt que la quantité

« Usez, n'abusez pas, ni l'abstinence, ni l'excès ne rendent un homme heureux. » Voltaire

Les fruits et légumes ne possèdent pas tous le même potentiel de prévention. Il existe des différences importantes dans les quantités de composés anticancéreux associés à ces aliments et certains de ces composés, qui présentent une forte action préventive contre le cancer, ne sont présents que dans certains fruits et légumes. Ainsi, le resvératrol (raisin), la curcumine (curcuma), les isoflavones (soja), les isothiocyanates et indoles (brocoli) ou les catéchines (thé vert) ont une distribution extrêmement restreinte dans les végétaux. En d'autres termes, si tous les fruits et légumes font partie intégrante d'un régime alimentaire équilibré, seuls certains d'entre eux peuvent véritablement influencer le risque d'apparition ou d'évolution des cancers.

Tableau 9 : Proportion de consommateurs d'au moins cinq fruits et légumes par jour et de moins de 3,5 fruits et légumes par jour en France.

	ENNS 2006 (18 à 74 ans)	INCa 2 (18 à 79 ans)	ENNS 2006 (3 à 17 ans)	Baromètre santé nutrition (12 à 75 ans)
Proportion de consommateurs d'au moins 5 portions de fruits ou de légumes par jour (soit 400 g/jour)	42,8 %	19,7 %	42 % des hommes 41% des femmes	12 % (données déclaratives à la veille de l'enquête) : 11 % des hommes et 13 % des femmes
Proportion de consommateurs de moins de 3,5 fruits ou légumes par jour (soit 280 g/jour)	35 % (37 % des hommes et 33 % des femmes)	39,3 %	34 % (35 % des hommes et 33 % des femmes)	Données non disponibles

Sources : Étude nationale nutrition santé (ENNS 2006), InVS 2007/Étude individuelle nationale des consommations alimentaires (INCA 2 2006-2007), Afssa 2009/Baromètre santé nutrition 2008 (Inpes 2009).

Ainsi, les résultats d'une étude réalisée auprès de 100 000 professionnels de la santé américains, qui examinent le risque global de cancer selon la quantité totale de fruits et légumes sans tenir compte des types de végétaux consommés, montrent que le lien entre la consommation totale de fruits et légumes et la diminution du risque de cancer n'est pas significatif. En revanche, une baisse importante du risque de cancer de la vessie chez les hommes qui consommaient abondamment des légumes crucifères, ainsi qu'une baisse significative du risque de cancer de la prostate suite à la consommation régulière de produits à base de tomates ont été observées par ces professionnels. En France, la consommation actuelle de fruits et légumes des adultes est en moyenne de 373 g par jour (158 g de fruits et 215 g de légumes) d'après l'étude INCA2. Elle est plus importante chez les femmes et augmente avec l'âge.

Cinq portions de fruits et légumes variés tous les jours comme le préconisent les pouvoirs publics français, est le strict minimum.

✓ Des travaux ont montré que cinq portions de différents choux par semaine réduisent de 50 % le risque de cancer de la vessie ou du sein.

✓ Une autre étude a révélé que manger des carottes trois fois par semaine diminue de 46 % le risque de cancer de la bouche, du pharynx et de l'œsophage.

✓ Des plantes comme le thé vert ou le soja peuvent avoir des effets bénéfiques, surtout lorsqu'ils sont associés à des fruits et légumes variés. L'équipe du Dr Béliveau (voir plus haut) a publié des résultats expérimentaux montrant que le thé vert avait un effet sur la prévention et le traitement des tumeurs cancéreuses. Il a été établi que trois tasses de thé vert par jour (infusé dix minutes) permettraient de diminuer de 50 % la fréquence du cancer colorectal.

✓ Le Dr Béliveau indique qu'en mangeant régulièrement des mélanges de choux, de carottes, de fruits rouges, de champignons… on administre à son organisme une « thérapie » préventive sans effets secondaires, qu'il nomme « nutrathérapie ». Il suggère que grâce à une « nutrathérapie » traditionnelle, les Japonais ont dix fois moins de cancers de la prostate que les Occidentaux et les Japonaises ont un taux de cancers du sein seize fois plus faible qu'en France. La « nutrathérapie » pourrait aussi être efficace dans le cas de prévention secondaire, en diminuant le risque de rechute ou de récidive.

LE SAVIEZ-VOUS ?

La « nutrathérapie » du Dr Béliveau pourrait être associée aux thérapies classiques. Si 60 % des médicaments utilisés aujourd'hui en chimiothérapie sont issus du monde végétal comme le taxol de l'if par exemple, il est possible d'imaginer qu'un jour apparaisse un cocktail de molécules anticancéreuses ayant un effet préventif, permettant d'empêcher le développement des microtumeurs déjà constituées.

Les vitamines : oui, mais...

Les vitamines que l'on trouve dans les fruits et légumes contribuent au bon fonctionnement de l'organisme, notamment au niveau du métabolisme énergétique et des défenses immunitaires... De cette façon, ils peuvent être considérés comme apportant une contribution à la prévention du cancer.

ATTENTION

Le surdosage de certaines vitamines en complément alimentaire peut être toxique.

La vitamine E

- Dans des études expérimentales en laboratoire, la vitamine E diminue la prolifération d'une lignée cellulaire de cancer de la prostate. Elle permet aussi une amélioration de la sensibilité des cellules tumorales aux molécules chimiothérapeutiques du traitement du cancer de la prostate.

ATTENTION

La vitamine D peut accumuler des métaux lourds et des polychlorobiphényles (PCB) solubles dans les graisses des poissons pêchés dans des mers contaminées par ces polluants. Il est préférable de faire doser notre teneur en vitamine D, surtout l'hiver où nous avons moins de soleil, qui contribue à la formation de cette vitamine. En fonction de la quantité mesurée dans le sang, il est possible d'en prendre en complément alimentaire, sur prescription médicale.

- Une étude australienne parue dans *The International Journal of Cancer* a pu constater qu'un composant particulier de cette vitamine, le gamma-tocotriénol, tue les cellules souches de la tumeur de la prostate, impliquées dans la récidive de ces cancers. Des études de l'efficacité de ce composé particulier de la vitamine E ont été initiées chez l'homme.

La vitamine D

- Une vaste étude norvégienne portant sur plus de 68 000 femmes a observé que les femmes qui prenaient de l'huile de foie de morue (liquide ou en capsules) tous les jours de l'année depuis de nombreuses années survivaient considérablement mieux si elles finissaient, malgré tout, par avoir un cancer. La réduction de la mortalité était de l'ordre de 25 % pour l'ensemble des cancers, et de 45 % pour le cancer du poumon spécifiquement. L'huile de foie de morue est très riche en vitamine D, un nutriment très important pour ralentir la croissance des tumeurs et stimuler le système immunitaire.
- Une analyse des études épidémiologiques (méta-analyses) publiées depuis le rapport du CIRC 2008 portant sur le lien entre vitamine D et cancers non cutanés a été réalisée récemment. Cette étude :

– conforte les conclusions de ce rapport, montrant essentiellement une association entre un faible taux sérique en vitamine D et une augmentation du risque de cancer colorectal ;

– concernant le cancer du sein, les données sont contradictoires ;

– concernant les cancers de la prostate, de la peau, de l'œsophage, de l'estomac, du rein, de l'endomètre, de l'ovaire et du lymphome non hodgkinien, aucune association n'est observée.

Des études épidémiologiques d'intervention permettraient de déterminer s'il existe un lien de causalité entre vitamine D et certains cancers.

- Les résultats d'une étude française publiée dans le journal *Cancer Epidemiology, Biomarkers & Prevention* montrent une diminution du risque de cancer du sein de 25 % pour les femmes ayant les taux de vitamine D dans le sang les plus élevés, en comparaison des femmes avec les taux les plus faibles.
- Ces chercheurs de l'Institut national de la santé et de la recherche médicale (Inserm) ont observé que très peu de femmes ont un taux sanguin de vitamine D adéquat : 75 % n'atteignaient pas la valeur de 30 nanogrammes/millilitre. Ils recommandent une prise quotidienne de 2000 UI de vitamine D afin d'atteindre cette valeur chez des femmes sédentaires et peu exposées au soleil. Les recommandations actuelles sont dix fois inférieures.
- Des chercheurs britanniques qui ont recueilli des échantillons de sang de femmes atteintes du cancer du sein et ont mesuré leur taux de vitamine D montrent que sur un total de 166 femmes, 46 % avaient une insuffisance en vitamine D (entre 12,5 et 50 nanomoles par litre de sang) et 6 % avaient une carence, avec des niveaux inférieurs à 12,5 nmol/l.

À RETENIR

Vitamine D et surpoids

Une étude réalisée par une équipe de chercheurs norvégiens montre que les personnes obèses sont celles qui ont le moins de vitamine D dans le sang. Cette étude, publiée dans le Journal of Nutrition de janvier 2011, montre une relation inverse entre l'excès de poids et le déficit en vitamine D. Cette vitamine, que le corps peut générer quand la peau est suffisamment exposée au soleil, est essentielle pour le bon fonctionnement des cellules, l'absorption du calcium, les défenses immunitaires et la lutte contre le développement de certains cancers. Pour étudier l'impact de l'obésité sur l'absorption des vitamines D, l'équipe a suivi 1 464 femmes et 315 hommes pendant six ans. Les personnes avec la masse corporelle la plus basse (mesurée par l'indice IMC, fonction du rapport poids/taille2) avaient en moyenne un niveau de vitamine D dans le sang supérieur de 14 % à celui des personnes avec l'IMC le plus élevé.

Les chercheurs norvégiens suggèrent que les personnes en surpoids ou obèses pourraient avoir des problèmes de transformation de cette vitamine. L'organisme doit en effet convertir la vitamine D en une forme utilisable, appelée 1,25-dihydroxyvitamine D. Ce processus serait ralenti chez les personnes en surpoids ou obèses.

La vitamine D est naturellement produite par le corps quand il est exposé au soleil, ce qui est de moins en moins le cas dans nos vies sédentaires. Douze minutes d'exposition solaire sur 50 % de la peau, si le climat et la saison le permettent, équivalent à une prise de 3000 UI.

Il existe également des sources alimentaires de vitamine D comme les poissons gras (thon, maqueraux, sardines, saumon) mais aussi les œufs (surtout le jaune), le lait, certains fromages et le beurre, qui doivent être consommés de façon limitée et équilibrée.

Les acides gras oméga-3 et oméga-6 et le cancer

Les oméga-3 et -6, qui sont essentiels pour l'organisme, doivent être consommés dans un rapport oméga-6/oméga-3 proche de cinq : autrement dit, il faut consommer cinq fois plus d'oméga-6 que d'oméga-3. Si les oméga 6 ne sont pas équilibrés par la présence d'oméga-3, ils induisent des réactions inflammatoires qui favorisent, entre autres, le développement de cancers. Or, ces cinquante dernières années, notre alimentation en ces acides gras essentiels s'est profondément modifiée. Nous mangeons beaucoup de produits transformés tels que les biscuits ou pizzas industrielles, les plats tout préparés cuisinés avec de l'huile de maïs, de tournesol ou de palme, qui ne contiennent pratiquement que des oméga-6. Ces huiles peu onéreuses sont les corps gras favoris de l'industrie. De plus, nos animaux d'élevage ne se nourrissent plus d'herbe mais d'aliments (maïs, soja…) riches en oméga-6, qui s'accumulent dans leur viande. Ainsi, on consomme aujourd'hui vingt fois plus d'oméga-6 que d'oméga-3, alors que nos grands-parents consommaient autant d'oméga-3 que d'oméga-6. Il faudrait inverser cette tendance en augmentant notre consommation d'oméga-3. On en trouve notamment dans toutes les noix ou dans les graines comme les graines de lin.

Les travaux de l'équipe du Pr Philippe Bougnoux (université de Tours) montrent que les acides gras essentiels comme les oméga-3 apportés par l'alimentation pourraient contribuer à ralentir le développement et la progression du cancer du sein. La quantité

ATTENTION

La pratique du bronzage par ultraviolets artificiels présente un risque cancérigène avéré pour la peau. En l'état actuel des connaissances scientifiques, le rapport bénéfice/risque des expositions répétées aux UV délivrés par les appareils de bronzage est négatif.

LE SAVIEZ-VOUS ?

Des études ont montré que les acides gras oméga-3 à longues chaînes, comme on en trouve généralement dans les poisson gras, contribuent à réduire l'inflammation dans le corps et donc la croissance des tumeurs et des nouveaux vaisseaux sanguins dont elles ont besoin pour se développer (angiogénèse).

d'oméga-3 dans la graisse de femmes ayant un cancer du sein pourrait contrôler indirectement l'apparition et le développement des métastases.
Selon des chercheurs de Shanghai, le risque de cancer du sein est dépendant du rapport oméga-6/oméga-3. Ce résultat publié dans le International Journal of Cancer a été établi à partir de 72 000 femmes habitant en ville, sans cancer au début de l'étude, et dont on connaissait l'alimentation depuis 1996. Les femmes de cette cohorte qui consommaient beaucoup d'oméga-6 et peu d'oméga-3 ont développé deux fois plus de cancers du sein par rapport à celles qui consommaient beaucoup d'oméga-3 et peu d'oméga-6.

Les gènes COX-2 contrôlent l'activité d'une enzyme responsable de la transformation des acides gras oméga-6 de l'alimentation en facteurs inflammatoires impliqués dans le développement des cancers. À l'université de San Francisco, l'équipe du Pr John Witte a découvert que ces gènes, qui entraînent une extrême sensibilité aux facteurs inflammatoires et stimulent la transformation des microtumeurs latentes de la prostate en cancers agressifs et métastatiques, étaient éteints lorsque ces hommes consommaient du poisson gras riche en acides gras oméga-3 au moins deux fois par semaine (saumon, maquereau, sardines…). De fait, ils ont cinq fois moins de probabilité que leur cancer devienne agressif que ceux qui ne mangent pas de poisson gras.

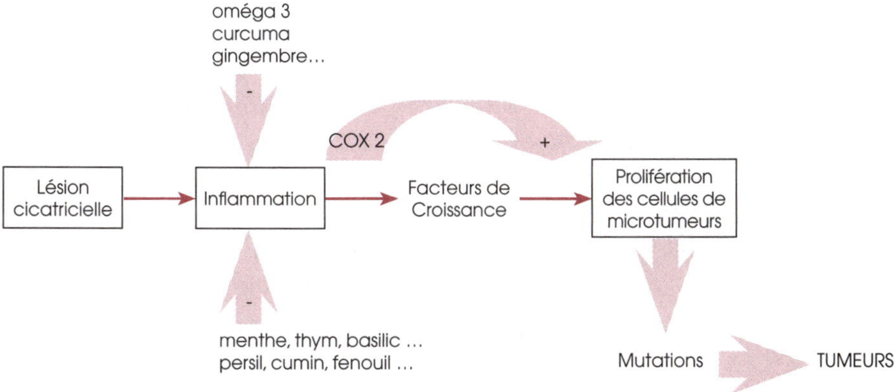

Schéma 3 : Effet inhibiteur de certains aliments sur l'inflammation

LE SAVIEZ-VOUS ?

L'excès en tout nuit à la santé

De nombreuses études montrent que les minéraux, oligo-éléments, vitamines en gélules et en comprimés ne réduisent pas le risque de cancer, sauf exception comme le sélénium. Certains sont même dangereux ; ainsi le béta-carotène à forte dose (dans des produits solaires et produits multivitaminés) augmente le risque de cancer du poumon chez les fumeurs. Les compléments à base de soja contiennent des phyto-oestrogènes qui peuvent encourager la multiplication des cellules de cancer du sein chez les femmes ménopausées. Une consommation importante de lait de soja, qui est très riche en phyto-œstrogènes, est à déconseiller chez les femmes ménopausées ou qui ont eu un cancer du sein (voir p. 50).

POUR CONCLURE

L'alimentation est un facteur d'équilibre entre des facteurs de risques (contaminants, mutagènes ou certains aliments consommés en excès qui initient ou activent le développement d'un microcancer) et des facteurs de protection (nutriments, constituants ou molécules qui renforcent les défenses de l'organisme, freinent les processus de la cancérigénèse ou détoxifient l'organisme).

De nombreuses études ont montré l'influence des facteurs alimentaires sur le risque de survenue de cancers, même s'il reste des incertitudes et des débats sur le rôle exact de certains d'entre eux. Il y a un concensus pour recommander une alimentation régulière, équilibrée et diversifiée, privilégiant autant que possible les fruits et légumes, associée à la pratique d'une activité physique régulière et en limitant la consommation d'aliments trop caloriques et d'alcool. Cet hygiène de vie pourrait potentiellement réduire jusqu'à 30 % des cas de cancers.

Adapter son alimentation à son profil

À partir des principes fondamentaux détaillés précédemment, il est important d'adapter son alimentation en fonction de son profil. Nos habitudes alimentaires sont le reflet de notre caractère et de notre éducation. Il est souvent difficile de modifier durablement ses goûts et son comportement alimentaire. Les conseils alimentaires établis à partir d'études épidémiologiques doivent être adaptés à chacun. Il faut se fixer des objectifs en fonction de ses possibilités, de ses goûts, de ses envies, de son mode de vie, etc. Ainsi, notre hygiène alimentaire peut prendre en compte les éléments suivants détaillés ci-après.

Notre morphologie

Certaines personnes accumulent plus facilement que d'autres des graisses abdominales et/ou sous-cutanées. Dans le cas d'une prédisposition à prendre facilement du poids, il faut réduire les aliments énergétiques et augmenter les exercices physiques quotidiens.

Notre psychologie

Les comportements alimentaires sont très variés et ont changé avec l'évolution des modes de vie, aussi bien dans les loisirs que dans les activités professionnelles. Nous sommes plus ou moins gourmands et mangeons souvent au-delà de notre faim. Il est souvent difficile de changer nos goûts qui nous ont été inculqués très jeunes.

Notre âge

Il est établi que les femmes, au moment de la ménopause, ont tendance à prendre du poids. Il en est de même des hommes qui prennent de l'âge. Il est souvent recommandé de réduire les aliments riches en graisses et en sucres, sans réduire les apports en protéines d'origines animale et végétale.

Notre activité professionnelle

Les métiers sédentaires encouragent la prise de poids et doivent être compensés par une alimentation adaptée et de l'activité physique. Inversement, des professions physiques requièrent des aliments très énergétiques mais aussi équilibrés et variés.

Notre niveau de stress

Les personnes stressées de façon chronique ou transitoire doivent gérer et maîtriser leur stress pour ne pas le compenser par un mode alimentaire compulsif ou boulimique. Les exercices physiques intégrant de la relaxation en association avec une alimentation adaptée sont souvent bénéfiques pour mieux maîtriser et gérer ses stress.

Notre patrimoine génétique

Nous héritons de nos parents et grand-parents des forces et des faiblesses dictées par nos gènes. Un pourcentage plus ou moins importants de cancers sont liés à des prédispositions génétiques (environ 10 %). Nous pouvons moduler l'expression de ces gènes mutés par une hygiène de vie, en particulier alimentaire.

Notre passé

Notre enfance, dès la naissance, a été marquée par une éducation, en particulier alimentaire. Nous avons développé des goûts particuliers et un mode de vie avec de bonnes et de moins bonnes habitudes. Par exemple, le grignotage s'apprend très jeune et est souvent difficile à supprimer. Pour supprimer ces mauvaises habitudes, il faudrait faire un transfert « éducatif » sur de bonnes habitudes plus attractives. Par exemple, il est possible pour un jeune enfant de changer son goût des bonbons en lui proposant des fruits et légumes sucrés naturellement et appétissants.

POUR CONCLURE

1. *Variez votre alimentation en tenant compte de vos plaisirs et de vos goûts. Mangez lentement et en bonne compagnie, de façon conviviale.*
2. *Cuisinez simple en associant non seulement les aliments mais aussi les saveurs, les épices et les herbes aromatiques.*
3. *Modérez les quantités en fonction de votre morphologie et de votre activité physique. Nous devons définir très tôt nos besoins alimentaires pour nous et nos enfants. Chaque organisme consomme plus ou moins d'énergie (des calories) en fonction de sa corpulence, de son âge et de son passé.*
4. *Évitez le grignotage entre les repas ; en cas de fringale, préférez les aliments avec un index glycémique bas (alimentation basse calorique), dépourvus de graisses et de sucres raffinés.*
5. *Consommez moins de viandes rouges et davantage de protéines végétales ; les protéines « vertes » comme les céréales et les légumineuses (lentilles, soja, haricots secs...), riches en fibres et pauvres en graisses saturées, suffisent souvent pour un repas léger le soir.*
6. *Équilibrez vos aliments de tous les jours en acides gras oméga-3, antioxydants, vitamines, prébiotiques, fibres…*
7. *Évitez ou réduisez les aliments industriels et les produits très raffinés ; les plats préparés avec des acides gras trans, les biscuits, les gâteaux apéritifs, les salaisons…*
8. *Choisissez (en particulier pour vos enfants) des aliments d'origine biologique et de saison, plus goûteux et peu contaminés en produits chimiques.*
9. *Faites au moins trente minutes d'activité physique chaque jour avec de la marche rapide, de la natation ou des exercices chez vous ou au jardin.*
10. *Veillez à la qualité et à la quantité de votre sommeil. Un sommeil décalé et de mauvaise qualité a des répercussions sur les équilibres psychique et physique.*

3

Les meilleures familles d'aliments

et leurs modes de préparations

Choisir ses aliment et composer ses menus

Les grands principes

La règle des "3B" :
se faire du Bien en faisant du Beau et du Bon

Se faire du Bien en toute convivialité

Il est essentiel de prendre son temps pour partager de bons plats en famille ou avec des amis. Manger bien, c'est préparer des plats que l'on aime et les faire goûter à ses proches. C'est aussi manger lentement pour bien digérer et absorber les bons éléments de nos aliments. Les aliments ne sont pas uniquement faits pour nous aider à « survivre » mais aussi pour que nous soyons heureux ensemble. Il est important de ne pas s'interdire de faire une petite fête de temps à autre avec sa famille ou des amis et de laisser reposer son organisme les jours suivants.

LE SAVIEZ-VOUS ?

Une étude scientifique récente a montré que la sensation de satiété ne vient pas seulement de la nature des aliments ingérés. Elle provient dans une large mesure de la façon de les mastiquer et les avaler.

Manger Beau en utilisant des aliments colorés

La présentation des plats au restaurant ou chez soi est un facteur important pour le plaisir du repas. Les cuisiniers l'ont compris lorsqu'ils « dressent » des plats qui forment comme des tableaux colorés et appétissants. Nous savons depuis longtemps que les couleurs, la forme, la texture des aliments influencent fortement le goût et l'appétit des enfants et de leurs parents.

CONSEIL

En mangeant coloré à chaque repas, nous sommes certains d'introduire dans nos menus des fruits, des graines, des légumes feuilles, des légumineuses…

Manger Bon avec le plaisir du goût et de l'odorat

Les aliments cuits à la vapeur peuvent être très goûteux si on les relève avec des épices (gingembre, curcuma, curry…) et des herbes aromatiques venus d'autres pays aux traditions culinaires très différentes des nôtres. Ainsi les filets de poisson ou de poulet peuvent être agrémentés d'une sauce légère au curcuma.

CONSEIL

Réalisez des recettes variées et plaisantes au goût, combinant plusieurs aliments comme une soupe de brocoli, avec ail, curcuma et poivre noir. Le plaisir de « sentir » un bon plat introduit le plaisir de le goûter.

TÉMOIGNAGE

Carméla

« Pour bien manger, il faut investir la cuisine »

« Avant ma maladie, je faisais des régimes car j'ai toujours eu des problèmes de poids. Donc, j'ai toujours fait des régimes et aujourd'hui, je m'aperçois que c'était une très grave erreur. C'est presque grâce à ce cancer que j'ai vu des diététiciennes. Aujourd'hui, je sais qu'il ne s'agit pas de tout supprimer et qu'il ne faut pas forcément faire des régimes bizarres ni arrêter de manger certains aliments. On peut manger équilibré, se maintenir et même mincir sans avoir de carences. Avec les conseils d'une diététicienne, malgré ma ménopause, je mange de tout, j'ai du plaisir et je perds même du poids. Moi qui ai commencé à faire des régimes à l'âge de 16 ans et me suis toujours imposé des restrictions, je m'en veux aujourd'hui. Ce n'est vraiment pas une chose à faire et dès le début de notre vie de femme, nous devrions être éduquées

pour comprendre la différence entre faire un régime et manger équilibré. Aujourd'hui, à cause de tous ces dérèglements liés aux régimes, je fais du diabète et j'ai du cholestérol.
Depuis que je vois la diététicienne et que je vais aux ateliers cuisine, j'ai tout compris. Je suis d'origine italienne et je fais de bons plats, goûteux et équilibrés. Par contre, pour bien manger, il faut cuisiner. On ne peut pas acheter des plats et des préparations tout prêts. Je regrette d'avoir appris toutes ces choses si tard. »

Bien choisir ses aliments

Le choix des aliments est essentiel pour bien se nourrir. Les recommandations des nutritionistes sont de choisir des **produits frais et de saison** comme les tomates de plein champ, riches en micronutriments et en vitamines. Il faut bien sûr privilégier les **produits bruts à cuisiner soi-même** plutôt que les produits tout préparés dont la consommation doit être limitée.
Les **produits surgelés frais et non cuisinés**, souvent peu onéreux, apportent des aliments comme des fruits et légumes de saison toute l'année. Ils sont faciles à cuisiner et conservent leurs vitamines et micronutriments. Avant utilisation, pensez à les sortir du congélateur à l'avance, pour ne pas avoir à les décongeler au four à micro-ondes (voir p. 116).

Traçabilité et modes de production

Vérifiez autant que possible la provenance des poissons sauvages ou d'élevage, de la viande, des légumes et des fruits. Des animaux élevés dans des régions contaminées par les rejets de toxines cancérigènes (dioxine, métaux lourds, éléments radioactifs…) peuvent être porteur de ces éléments dans leur organisme ou leurs tissus. Par exemple, un saumon élevé dans une mer contaminée par des métaux lourds (plomb, cadmium, mercure, arsenic) et des PCB (polychlorobiphényles)

CONSEIL

Choisissez des poissons sauvages ou d'élevage provenant de régions d'océans profonds, à l'écart des embouchures de grands fleuves pollués ou de centres urbains industriels. Vous pouvez par exemple acheter des poissons pêchés en Pacifique Nord.

a davantage de probabilité d'être porteur de ces produits cancérigènes, en particulier dans ses graisses. Les poissons carnivores (thon, saumon…), qui se situent à la fin de la chaîne alimentaire, peuvent accumuler beaucoup de produits cancérigènes. Il vaut mieux leur préférer les petits poissons végétariens qui vivent en surface, comme les sardines qui sont moins contaminées et pleines d'oméga-3.
Privilégiez aussi les modes de productions provenant d'une agriculture raisonnée et évitez les aliments provenant d'une production intensive sur un temps très court.

Apprendre à lire les étiquettes

Les additifs (conservateurs, colorants, graisses, sucres…), s'ils ne sont pas directement cancérigènes, peuvent par l'intermédiaire de l'accumulation des graisses et les stimulations hormonales ou de facteurs de prolifération, être des révélateurs de petites tumeurs cachées. Ainsi le terme générique de « graisse végétale » peut masquer la présence de mauvaises graisses, d'acides gras trans et de graisses hydrogénées.

ATTENTION

- *Apprenez à identifier et à* ***éliminer les sucres et graisses cachées*** *qui sont responsables des surpoids, de l'accumulation des mauvaises graisses et sont bien souvent présents dans les préparations alimentaires. Il faut privilégier les aliments bruts, frais ou surgelés que l'on peut préparer simplement et manger avec beaucoup de plaisir.*
- *Identifiez les* ***sels des charcuteries, fromages et aliments préparés,*** *générateurs de radicaux libres mutagènes et cancérigènes. Il est recommandé de réduire la part des graisses, en particulier d'origine animale, des sucres dits rapides comme le pain blanc et des sels ; non seulement le chlorure de sodium mais aussi les nitrites et autres sels conservateurs.*

Adopter les meilleurs modes de cuisson

CONSEIL

Réservez l'usage du four à micro-ondes au réchauffement très rapide de plats déjà cuits.

ATTENTION

Certains films d'emballage plastique peuvent, dans le four à micro-ondes, relâcher des substances cancérigènes (phtalates, bisphénol A...) lorsqu'ils sont chauffés à haute température. Pour les plats cuisinés vendus en barquette, transférez-les toujours dans une assiette avant de les chauffer.

Limitez la cuisson au four à micro-ondes

Les four à micro-ondes émettent des ondes électromagnétiques qui provoquent l'agitation des molécules hydratées. Cette agitation induit un échauffement des aliments qui peuvent être dévitalisés. Par exemple, les vitamines comme la vitamine C et celles du groupe B peuvent être détruites. Par ailleurs, certaines graisses sont rapidement hyperoxydées, induisant la formation de radicaux libres, responsables du vieillissement cellulaire et de cancérisation.

Consommez les aliments fumés avec modération

Évitez un excès de **viandes et de poissons fumés** car la fumure, quelle qu'elle soit, imprègne la chair du poisson ou de la viande de produits de combustion cancérigènes.

Évitez ou contrôler la cuisson au barbecue

En brulant les graisses à haute température (plus de 200 °C), dans la flamme par exemple, on génère des substances cancérigènes pour l'estomac et de façon général pour le tube digestif, et secondairement pour d'autres organes. Cuisez de préférence les viandes ou les poissons sur les barbecues qui séparent les aliments des flammes.

LE SAVIEZ-VOUS ?

Les braises peuvent transformer la graisse des poissons ou des viandes en benzopyrène, substance très cancérigène. Privilégiez les systèmes où la graisse est éliminée sans brûler et ne contamine pas la viande (barbecue vertical par exemple).

Abusez de la cuisson à la vapeur !

Ce mode de cuisson est celui qui préserve le mieux les bonnes molécules des aliments. Des chercheurs ont mesuré le degré de destruction des antioxydants et des vitamines en utilisant différents modes de cuisson.

- Avec le four à micro-ondes, il restait moins de 5 % des antioxydants dans les brocolis.
- Dans l'eau bouillante, il en restait 20 %.
- Avec la cocotte minute, la cuisson en détruit la moitié et la majeure partie se retrouve dissoute dans l'eau de cuisson.
- La cuisson à la vapeur préserve 90 % des antioxydants.

La cuisson à l'eau frémissante doit être rapide pour garder intactes les bonnes molécules. Par exemple, un chou va perdre 20 % de sa vitamine C en 10 minutes et 70 % en une heure de cuisson. Contrairement aux légumes verts, les légumineuses doivent être mises à mijoter longuement à feu doux.

LE SAVIEZ-VOUS ?

ATTENTION

Limitez la consommation de beignets et poissons ou viandes panés qui concentrent les graisses en partie brûlées.

Contrôlez les fritures

Les fritures à la poêle doivent être limitées dans le temps, avec peu de matière grasse. Elles détruisent les molécules comme les vitamines et peuvent générer des substances cancérigènes en petites quantités. Utilisez de l'huile d'olive vierge ou de l'huile de pépin de raisin – ces deux huiles supportent bien les hautes températures. Vous pouvez aussi choisir un mélange olive-colza, qui présente un bon rapport oméga-6/oméga-3.

CONSEIL

Après avoir fait frire les aliments dans très peu de matière grasse, vous pouvez les mouiller avec un jus de légumes, de viandes ou de fruits et terminer la cuisson à feu très doux afin de conserver les goûts et les parfums.

Et la cuisine au wok ?

La cuisine au wok est tout à fait possible à condition d'utiliser **peu de matière grasse** et un peu de sauce ou d'eau et d'être **très rapide** pour conserver les bonnes molécules des viandes et légumes.

CONSEIL

Une cuisson lente au four dans une cocotte ou en « chausson » dans une pâte feuilletée permet de conserver toutes les bonnes molécules sans générer de molécules toxiques et cancérigènes. Vous pouvez aussi faire cuire vos mélanges comme les tagines et les potées dans une cocotte à feu très doux, et pas trop longtemps.

La cuisson au four

Elle est bonne sous certaines conditions. Ainsi, les papillottes au four ne doivent surtout pas être réalisées dans du papier d'aluminium qui, avec l'acide citrique du citron, par exemple, génère du citrate d'aluminium très toxique. Vous pouvez remplacer le papier aluminium par du papier sulfurisé.

Les courts-bouillons

Les aliments doivent être pochés dans le bouillon frémissant mais non bouillant, afin de ne pas détruire les bonnes molécules comme les polyphénols.

POUR CONCLURE

Réduisez la consommation d'aliments transformés, raffinés et concentrés, salés (nitrites), marinés, fumés, frits… au profit d'aliments naturels et frais que vous préparerez vous-même de façon simple. Utilisez des casseroles en inox, en verre ou en émail, jetez vos ustensiles en aluminium.

Entre les modes de cuisson bouilli, frit, grillé, vapeur, four, privilégiez les courts-bouillons et la cuisson à la vapeur, qui retiennent certains principes actifs et éliminent certains pesticides et autres substances toxiques (métaux lourds, dioxine…) s'accumulant dans les graisses des viandes ou sous la peau des poissons gras.

Une sauce légère avec des herbes fraîches (ciboulette, persil…) et des épices (curcuma, curry, poivre, citron, fenouil…) rehaussera le goût de la viande ou du poisson et apportera de nouvelles bonnes molécules.

Bien composer ses menus

Au petit déjeuner

Les petits déjeuners peuvent être identiques tous les matins. Ils doivent prendre en compte les activités physiques et intellectuelles pour respecter les équilibres indiqués plus haut.

- Un grand bol de thé vert chinois ou japonais ou un bol de café sans sucre ou une tisane (laissez infuser le thé au moins dix minutes)
  Attention, la caséine du lait peut neutraliser en partie les bons polyphénols du thé.
  Avec le café, il n'est pas interdit d'ajouter un peu de lait demi-écrémé.
- Une ou deux tartines de pain complet ou aux céréales (blé, lin, sésame…), de préférence biologique, avec un peu de beurre ou de margarine et une compote de fruits rouges.
- Un verre de jus de fruit (orange, raisin…) ou un fruit frais, de la compote ou de la salade de fruits.
- Pour les plus gourmands, un fromage blanc, un petit-suisse ou un yaourt non sucré additionné de céréales et de fruits secs type muesli bio ou un œuf.

CONSEIL

Pour atténuer l'amertume du thé, vous pouvez ajouter un peu de citron.

À RETENIR

Ce petit déjeuner complet contient des molécules « anticancers » comme les polyphénols (resvératrol) et des oméga-3, des prébiotiques et des probiotiques, des vitamines, du calcium et des calories pour tenir au moins 4 heures avant un déjeuner équilibré, sans « coup de barre », ce qui évite la plupart des grignotages du milieu de matinée.

Au déjeuner

Le repas de midi doit être composé en fonction de vos activités physiques et de votre besoin d'énergie de la journée.

- **L'entrée** doit apporter des crudités avec des vitamines et de bonnes molécules pour se mettre en appétit.
- **Le plat principal** peut être une viande - blanche de préférence - avec une garniture composée de légumes variés (légumineuses, choux, légumes feuilles ou racines...). Il ne faut pas oublier le produit céréalier - féculent ou pain - obligatoire à chaque repas.
- **Le dessert** peut être un fromage (à croûte fleurie de préférence), un yaourt, un fruit ou un mélange de fruits rouges de saison ou encore un dessert sucré contenant un œuf pour ceux qui ont besoin de se dépenser physiquement.

CONSEIL

Le café sans sucre *mais avec un ou deux carrés de chocolat à 70 % de cacao minimum est recommandé ou encore un thé vert ou fermenté.*

Au dîner

Le dîner doit être léger, sans viande (ou très peu) et sans beaucoup de graisses.

- **L'entrée** peut être une soupe froide (été) ou chaude (hiver) avec un peu de matière grasse ou une crudité.
- **Le plat principal** peut être du poisson cuit à la vapeur avec un beurre fondu/citron aromatisé au curcuma. Une omelette est aussi la bienvenue avec peu de matière grasse mais enrichie en légumes variés. Si le déjeuner a été dépourvu de viande, une viande blanche comme le poulet à la crème de soja ou, de temps en temps, au lait de coco, peut aussi être

introduite dans un menu du soir. Ne pas oublier un produit céréalier en quantité raisonnable.

- **Le dessert** sera léger, en évitant le fromage surtout les fromages à pâte cuite. Par exemple, un fruit comme une poire précuite (pochée) et marinée dans du jus de raisin avec de la cannelle et de l'anis étoilé fera un délicieux dessert.

POUR CONCLURE

- *Respecter un équilibre alimentaire qualitatif et quantitatif propre à chacun. Il vaut mieux consommer de bons aliments « anticancer » un peu chaque jour plutôt qu'une seule fois dans la semaine.*
- *Planifier des menus et des recettes goûteux où ces aliments s'intègrent de telle manière qu'il soit possible d'en consommer quotidiennement.*
- *Définir son propre équilibre entre les apports caloriques des aliments, les exercices physiques et le sommeil.*
- *S'éduquer et éduquer ses enfants à manger sainement ; la prévention de l'obésité commence tôt (voir plus haut).*
- *Changer progressivement ses habitudes alimentaires en fonction de l'évolution de son mode de vie.*
- *Il faut éviter les « stress alimentaires » en pratiquant des régimes trop brutaux qui déséquilibrent l'organisme. Il n'est jamais trop tard pour améliorer en douceur son hygiène de vie et ralentir ainsi le développement d'une petite tumeur cachée.*

Les meilleurs produits de la cuisine « anticancer »

Les bons cuisiniers savent que la qualité des aliments compte pour moitié dans la réussite de la bonne cuisine. Il en va de même pour le choix des bons aliments « anti-cancer ». Par ailleurs, les anciennes civilisations nous ont transmis les bienfaits des associations d'aliments comme par exemple les associations d'épices.

Les légumes traditionnels riches en micronutriments, fibres et protéines

La famille des choux

Elle est à privilégier pour toutes les raisons évoquées plus haut. Il existe plus de 400 variétés de choux mais on utilise cinq familles principales : les choux chinois (consommables crus), les choux de pomme (blancs, verts ou rouges), les choux à inflorescence (chou fleur, romanesco, brocolis), les choux de bruxelles (petits choux qui poussent sur la tige), les choux raves (choux racines aussi appelés choux navet). Il ne faut pas oublier les autres crucifères comme le navet, les radis, le cresson, la roquette.

CONSEIL

Tous les choux (chou de bruxelles, chou vert, chou fleur, chou rouge…) peuvent être cuisinés simplement à la vapeur, par exemple avec de l'ail écrasé et des pommes de terre. Il est recommandé d'en consommer plusieurs fois par semaine (voir les menus). De plus, les choux crus sont, en hiver, une source de vitamine C.

Les légumes de la famille de l'ail (aliacés)

Ces légumes font partie des pharmacopées traditionnelles depuis des siècles. Leurs vertus médicinales ont été observées et utilisées par les anciens. Ils sont très variés (poireau, ciboulette, cive, oignon, échalotte...) et peuvent être utilisés crus ou cuits. Ils contiennent des concentrations élevées de molécules protectrices. Sources d'oligo-éléments (sélénium, zinc...) et de fibres, ils contiennent surtout des molécules soufrées (isothiocyanates...), responsables de leurs effets protecteurs. Ces substances, différentes de celles du chou, sont complémentaires ; c'est pourquoi il faut les associer.

Les légumineuses

CONSEIL

Vous pouvez les consommer crues en salades composées (pleines de vitamine C et d'antioxydants) ou cuites en garniture et en soupes (voir recettes et menus).

Les légumineuses ou légumes secs (fèves, petits pois, soja, lentilles, pois chiches, pois cassés...) sont riches en fibres, glucides complexes (sucres lents) et protéines végétales mais dépourvues de lipides. Elles contiennent des polyphénols impliqués dans la prévention du cancer du côlon. Disponibles toute l'année et peu onéreuses, elles sont pourtant peu consommées dans les pays occidentaux. Inversement, elles sont utilisées dans toutes les autres régions du monde (Inde, Afrique, Amérique du Sud...), souvent quotidiennement. En association avec les céréales, elles contribuent à réduire les quantités de viande et à avoir une alimentation à dominante végétale. De plus, elles contribuent à satisfaire les besoins alimentaires en limitant les prises de poids trop importantes.

Les fruits riches en vitamines et en pigments (flavonoïdes...)

Les agrumes (orange, citron, pamplemousse...)

Riches en vitamines et en polyphénols, ils peuvent être consommés sous forme de jus fraîchement pressés pour conserver l'intégrité des bonnes molécules, ou en accompagnement de viandes blanches ou de poissons. Ils apportent avec la vitamine C, des polyphénols comme les flavanols, importants pour la prévention des cancers digestifs.

Les petits fruits rouges

Les myrtilles, framboises, raisin rouge, cassis, mûres… comportent beaucoup de polyphénols flavonoïdes (anthocyanes, resvératrol, acide élagique…) et autres molécules qui ont montré expérimentalement des vertus « anticancer ». On peut abuser de ces fruits qui colorent nos plats sucrés et salés.

Les tomates

Le jus de tomates, de préférence non sucré, libère et concentre de bonnes molécules avec entre autres le lycopène, dont on a pu démontrer une action « anticancer ». Les tomates contiennent aussi des vitamines A, E et C. Elles peuvent être mises à toutes les sauces et consommées seules ou accompagnées d'oignons et de salade, avec ou sans féta (fromage de brebis).

Les épices

Les épices utilisées dans toutes les cuisines de la planète sont innombrables. Comme pour les fruits et les légumes, certains micronutriments (polyphénols) des plantes aromatiques et des épices (les flavones

CONSEIL

Consommés en jus de façon quotidienne, ils peuvent aussi être associés aux salades composées de betteraves, fenouils, épinards, choux rouges…

CONSEIL

Il faut de préférence les consommer crus pour garder leurs molécules intactes. Mais il est également possible d'en manger hors saison soit sous forme surgelée comme les framboises ou les mélanges de fruits rouges, soit séchés comme les canneberges d'Amérique du Nord.

LE SAVIEZ-VOUS ?

Les tomates font partie du régime méditerranéen qui contribue à lutter contre les risques de cancer.

du thym et du persil, la curcumine du curcuma, la pipérine du poivre, la capsaïcine des piments, l'eugénol du clou de girofle…) présentent des propriétés bénéfiques protectrices.

À RETENIR

Les épices contribuent à rendre notre cuisine plus savoureuse, sans apport calorique Il serait dommage de s'en priver !

Les épices des civilisations asiatiques

Ces épices provenant de l'Inde, de la Chine ou du Japon ont prouvé leurs bienfaits depuis des siècles. Elles font partie de la pharmacopée traditionnelle asiatique et en particulier chinoise. Ces épices ont fait l'objet d'un commerce florissant alimentant l'Occident au cours des siècles. Parmi les plus connues, on peut citer le gingembre aux vertus médicinales réputées. Les épices sont le plus souvent utilisés en association comme dans le curry, le tandoori, le garam massala, le colombo…

LE SAVIEZ-VOUS ?

- *Dans le* ***curry*** *ou le* ***garam massala,*** *on trouve curcuma, coriandre, cumin, piment, fenugrec, girofle, muscade, cardamone, poivre, ail, fenouil… en proportions variables selon les régions.*
- *Dans le* ***tandoori****, on trouve aussi, dans des proportions différentes, poivre, coriandre, paprika, ail, chili, fenugrec, carvi, cumin, oignon, cannelle, romarin, girofle, piment, thym.*

Les épices des civilisations arabo-persiques et d'Afrique du Nord

Elles sont aussi très importantes pour notre culture occidentale. Elles nous apportent non seulement les parfums et les saveurs mais aussi des propriétés thérapeutiques observées souvent de façon empirique depuis des siècles par les anciens.

- **L'harissa**, composé de piments, d'huile et de divers aromates, est utilisé pour épicer les couscous et tajines.
- **Le ras el hanout**, composé de coriandre, girofle, cannelle, piment et poivre, est souvent associé au couscous.

Les produits de cueillette traditionnelle

Les plantes cultivées et sauvages des civilisations européennes

Nous connaissons tous les herbes de Provence – thym, romarin mais aussi marjolaine, serpolet et bien d'autres. Ces herbes accumulent au soleil des composés qui leur donnent leur parfum et leur saveur.

Dans le safran méditerranéen (les étamines d'un crocus), 150 composés volatils ont été identifiés, parmi lesquels le safranal, qui donne leur belle couleur orangée à nos sauces. Le safran contient aussi de la vitamine B2, des caroténoïdes et du lycopène.

Les feuilles, fruits, graines et amandes originaires des cinq continents

- **Les oléagineux** (noix, noisettes, amande, graines…) contiennent des acides gras essentiels (oméga-3 et oméga-6), des polyphénols (tocophérol), de la vitamine E, des fibres, du zinc et du magnésium. Ces substances se retrouvent particulièrement dans les huiles non raffinées (huiles vierges). Les huiles riches en oméga-3 qui sont anti-inflammatoires (huile de lin, noix, colza), doivent être consommées crues, en particulier avec les salades. Les graines et noix peuvent être dégustées crues et non salées en apéritif.
- **Le chocolat** est le produit transformé à partir de la fève de cacao. Originaire d'Amérique du Sud, il a été enrichi en matière grasse et en sucres. C'est pourquoi il faut en consommer modérément et ne manger que du chocolat à 70 % de cacao au minimum. Il contient,

parmi les polyphénols, des proanthocyanidines qui pourraient protéger contre le développement des cancers, en particulier celui du poumon. Les diététiciens conseillent de consommer environ 20 g de chocolat noir par jour.

Les infusions

Les thés et cafés et les plantes aromatiques libèrent des polyphénols très variés et en grandes quantités. Le café, même décaféiné, contient ces bonnes molécules.

Il existe deux grandes familles de thés : les thés verts et les thés noirs, obtenus par fermentation contrôlée des feuilles de thé. Alors que les thés fermentés perdent 50 % de leurs tanins, les thés verts en conservent une plus grande quantité, d'où leur amertume plus prononcée. Les vertus bénéfiques des thés, outre sur les maladies cardiovasculaires, ont été reconnus pour la prévention des risques de la plupart des cancers.

LE SAVIEZ-VOUS ?

?

Les bienfaits du thé auraient été découverts par l'empereur Chen-Nong en 2 737 avant J.-C. Nous savons que l'infusion de feuilles de thé était utilisée couramment en Chine dès le IVe siècle de notre ère. Vers 1666, les Hollandais l'importèrent et son usage se développa alors rapidement en Occident. Avant de l'utiliser comme boisson, ce sont les médecins orientaux qui l'employèrent pour stimuler les fonctions vitales, la digestion, le travail des reins…

Les viandes blanches

Un apport de protéines d'origine animale peut être nécessaire surtout pour les enfants pendant leur croissance. Ces protéines peuvent être associées à des légumes, fruits, épices, aromates...

CONSEIL

Privilégiez les volailles nourris aux céréales (graines de lin riches en oméga-3) et en plein air (filière Bleu Blanc Cœur), qui constituent une source de bonnes protéines et d'oméga-3.

Les céréales complètes et les laitages fermentés

Les céréales (prébiotiques) sont non seulement des sources de fibres, mais aussi de protéines végétales et d'oligo-éléments. Elles contiennent des polyphénols comme les lignanes et les phytates, protecteurs dans le développement de certains cancers. Très nombreuses, elles ont des caractéristiques nutritionnelles différentes ; c'est pourquoi il faut faire des mélanges de céréales, de préférence complètes. Il faut privilégier les mélanges naturels (type muesli) sans addition de sucres et non cuisinés avec des graisses végétales dont la nature et la provenance sont incertaines. Les nutritionnistes recommandent d'en consommer à chaque repas sous forme de féculents, pain, céréales du petit déjeuner ou de légumes secs. La quantité sera adaptée en fonction du niveau d'activité physique de chacun.

CONSEIL

Préférez les céréales bio qui ne contiennent pas de résidus de pesticides utilisés en particulier pour les conserver dans des silos.

Les fromages et yaourts

Les bonnes bactéries sont des **probiotiques**. On les trouve dans des fromages comme le camembert et dans les yaourts, ainsi que les molécules qu'elles

LE SAVIEZ-VOUS ?

Les fromages crus à croûte fleurie apportent davantage de probiotiques que les fromages cuits.

fabriquent. Elles détoxifient l'intestin des nombreuses molécules toxiques présentes dans notre alimentation ou générées par la digestion. Certaines stimulent notre système immunitaire présent au niveau de l'intestin. Nous savons que la flore intestinale, constituée d'une grande variété de bactéries en nombre (plusieurs milliards représentant au moins deux kilos) et en qualité (plusieurs milliers d'espèces dont beaucoup nous sont encore inconnues) influe sur notre santé. Nous pouvons enrichir ou appauvrir cette flore par notre alimentation, mais aussi moduler notre poids. Les fromages et yaourts allégés en graisses et sans sucres sont meilleurs pour ne pas accumuler des graisses abdominales ou sous-cutanées et contiennent autant de calcium assimilable que les autres laitages. Il est possible de les sucrer avec des fruits frais ou secs qui apportent des fibres et des vitamines.

LE SAVIEZ-VOUS ?

Les champignons comme les pleurotes cuisinées avec des oignons, de l'ail et des herbes variées apportent des bons éléments qui ne peuvent que renforcer nos défenses contre de petites tumeurs cachées.

Les champignons

Ni végétaux ni animaux, les champignons présentent un réel intérêt nutritionnel, comparable à celui des légumes verts. Ils ont un très faible apport calorique et contiennent 2 à 4 % de protéines. Certains représentent une bonne source de vitamines, notamment du groupe B et de la provitamine D. Ils sont également riches en caroténoïdes et en sels minéraux (sélénium, cuivre, zinc).

Certains champignons d'origine asiatique comme le shiitaké noir, le maïtaké ou le reishi auraient des propriétés immunostimulantes induites par des sucres particuliers, les bêta-glucanes. Cette immuno-stimulation conduirait à une action antitumorale. Un de ces sucres, le lentinane du shiitaké, est utilisé en Asie en traitement adjuvant de certains cancers digestifs comme celui du côlon.

POUR CONCLURE

Les différentes familles d'aliments que nous venons d'évoquer doivent participer quotidiennement à nos équilibres alimentaires et à la variété de nos menus. Les combinaisons des molécules présentes dans ces aliments peuvent contribuer quotidiennement à lutter contre le développement de microtumeurs et diminuer les risques d'apparition de certains cancers.

4

Menus et recettes « anticancer »

ATTENTION

Les menus et recettes proposés ici ne sont pas des traitements. Ce sont des menus variés, équilibrés, réalisés avec des micronutriments permettant de garder actives nos défenses immunitaires contre d'éventuelles cellules cancéreuses et de contrôler leur prolifération en inhibant les mauvais facteurs inflammatoires. Ces menus sont également bénéfiques pour prévenir les risques de maladies cardiovasculaires et le diabète de type 2. À partir de nos suggestions, vous pourrez composer vos menus en fonction de vos besoins énergétiques, de vos goûts et de votre budget. Ils doivent être modulés en fonction de vos activités physiques régulières.

Treize menus équilibrés et variés

1. Menu Volaille

Entrée

Salade composée (tomates, maïs, haricots verts ou épinards…) à la vinaigrette et aux épices à votre goût (coriandre, fenouil, sésame…)
ou Potage à l'oignon et au chou (recette 1).

Plat principal

Blancs de poulet à la crème légère et au curcuma
ou Parmentier de volaille à la patate douce et aux carottes (recette 20).

Dessert

Gâteau de semoule aux fruits ou
Mélange de pomme et poire mi-cuites pochées, parfumées à la cannelle et à l'anis étoilé.

À RETENIR

Ce menu est constitué, entre autres, d'aliments contenant des molécules telles que les isothiocyanates du chou ou les curcumines du curcuma, qui peuvent avoir un rôle préventif dans l'évolution de tumeurs. La crème peut être remplacée par de la crème de soja. Ce repas peut être accompagné d'un thé indien au lait.

2. Menu du soir aux « protéines vertes »

Entrée

Soupe de légumes verts (choux, haricots...) ou rouges (tomates pelées, poivrons grillés et pelés, oignons rouges...), chaude en hiver et froide en été (recette 6).

Plat principal

Risotto au thé vert ou au rooibos assorti de champignons ou de légumes variés (recette 28).
Pour les enfants, on peut enrichir le risotto avec un peu de jambon sans conservateurs comme les nitrites
ou Quiche aux épinards et aux poires (recette 29).

Dessert

Une portion de fromage type camembert
ou chèvre assaisonné avec un peu de poivre et de curcuma.
Ce fromage peut être accompagné d'une salade verte (roquette, jeunes pousses d'épinard...)
ou Clémentines à la nage (recette 38).

À RETENIR

Ce menu, léger pour le soir, contient des éléments qui ont été montrés expérimentalement « anticancer » comme l'EGCG du thé ou le lycopène des tomates. Il peut être accompagné d'un thé rouge sans théine comme le rooibos, qui contient des antioxydants.

3. Menu méditerranéen de tagine

Entrée

Salade de tomates, oignons doux, fromage de brebis ou de chèvre.
ou Salade de pastèque à la feta et à la menthe fraîche (recette 12).

Plat principal

Tagine de poulet ou d'agneau aux légumes variés (recette 23).

Dessert

Un fruit de saison accompagné éventuellement d'un yaourt nature au soja et/ou de noix.

À RETENIR

Les plus de ce menu sont le lycopène des tomates ainsi que la variété des légumes et légumineuses proposés dans le tagine.

4. Menu asiatique

Entrée
Salade composée à base de soja germé (pousses de soja), chou chinois émincé, carottes râpées…

Plat principal
Poulet à la citronnelle et au lait de coco accompagné de brocolis ou de riz complet type basmati par exemple (recette 22) ou Blancs de poulet à la crème de thé (recette 19).

Dessert
Bananes au tapioca (recette 40).

À RETENIR

On trouve dans ce menu à dominante asiatique, avec le soja, les légumes que l'on peut faire varier selon son goût, les bons glucides du riz et du tapioca ainsi que les bons éléments soufrés des choux et des épices traditionnelles de l'Asie du Sud-Est.

5. Menu franco-indien

Entrée

Soupe de potimarron et châtaignes (recette 4)
ou Velouté de courgettes au curry (recette 7).

Plat principal

Filets de poisson à la crème de soja épicée au curry et poivre
ou Filets de poisson à la crème de thé (recette 13).
Riz complet ou légumes variés sautés quelques minutes au wok.

Dessert

Salade de mangue au gingembre frais râpé et à la menthe fraîche.

À RETENIR

Crème de soja, thé, petits légumes rapidement cuits au wok, gingembre : rien ne manque pour faire de ce menu aux bonnes molécules « anticancer » un vrai délice.

6. Menu Omelette du soir

Entrée

Betterave rouge en salade avec échalotes et mâche, huile d'olive et vinaigre balsamique
ou Crème de betteraves aux noix, noisettes ou pistaches (recette 3).

Plat principal

Omelette au curry et petits légumes (recette 31)
ou simple omelette à la crème soit avec poivre et une cuillère à café de curcuma, soit avec sauce tomate ou concentré de tomate non sucré.

Dessert

Banane au chocolat noir vanillé (recette 34).

À RETENIR

Les entrées contiennent des flavonoïdes (anthocyanines), du lycopène, des antioxydants et la génistéine de la pistache, ainsi que des prébiotiques. L'œuf contient des caroténoïdes comme la lutéine et la zéaxanthine. Il y a aussi les bons composés soufrés de l'ail. La banane contient également des prébiotiques. Le chocolat est riche en antioxydants et en quercétine.

7. Menu de poissons sauvages

Entrée

Soupe de poissons faite maison avec légumes méditerranéens (poivron, tomate…) accompagnée de croûtons et de rouille ou Crème de poivrons aux noix (recette 8).

Plat principal

Gratinée de poisson aux trois purées (recette 15).

Dessert

Salade d'agrumes à la menthe, pistaches et pépites de chocolat (recette 36).

À RETENIR

Les attraits de ce menu sont les oligo-éléments et les oméga-3 des poissons gras. Il contient aussi les flavonoïdes des légumes et les épices pleins de bons polyphénols. Les algues apportent la fucoxanthine, puissant inhibiteur de la prolifération des cellules de la prostate.

8. Menu d'automne

Entrée

Salade blanche aux pignons de pin (recette 10)
ou Salade d'endives aux pommes (fruits) et aux noix.

Plat principal

Pâtes (spaghettis, tagliatelles) à la sauce tomate/ail/curcuma avec ou sans viande de bœuf haché cuite séparément
ou Souris d'agneau à la badiane et à l'orange (recette 26).

Dessert

Yaourt nature additionné de raisins secs de préférence bio (vous pouvez ajouter quelques cerneaux de noix)
ou Fondue au chocolat (recette 37).

À RETENIR

Avec le sélénium, le potassium et la vitamine B9 des endives, le tocophérol des noix, les molécules de l'ail, du curcuma et de la tomate sont toujours présentes dans ce menu que nous conseillons plutôt pour le midi, avec un verre de vin rouge (riche en resvératrol), mais pas plus. Les pâtes sont des sucres complexes qui vous donneront de l'énergie jusqu'au repas suivant.

9. Menu d'été

Entrée

Salade de champignons de Paris à la crème assaisonnée au cumin et à la ciboulette (il est possible de remplacer la crème par du yaourt à 0 % de matières grasses) ou Crème d'aubergines aux baies roses (recette 9).

Plat principal

Fondue de poireaux et de mangues aux crevettes ou aux noix de pétoncles (recette 17).
Un riz semi-complet cuit à l'eau sera le bienvenu pour compléter ce plat.
Vous pouvez aussi faire cuire des petites feuilles de chou de pomme (chou frisé) à la vapeur, puis présenter les crevettes précuites dans les feuilles de chou avec, en accompagnement, un velouté de potimarron (recette 4).

Dessert

Sorbet aux fruits rouges

À RETENIR

Les champignons contiennent des molécules dont les études expérimentales et épidémiologiques ont montré leur grand intérêt pour limiter la progression tumorale. Tout comme l'ail et l'oignon, le poireau contient des molécules qui, expérimentalement, ralentissent fortement la progression de certains cancers. Le chou contient aussi de bons composés de type indoles. Les crevettes et noix de pétoncles apportent des oméga-3. Les fruits rouges, riches en vitamine C, compléteront avantageusement ce menu.

10. Menu d'hiver

Entrée

Velouté de potimarron et châtaignes (recette 4)
ou Potage de radis et pommes de terre (recette 2).

Plat principal

Potée de poulet ou de porc aux légumes variés (recette 24)
ou Chou rouge farci à la volaille (recette 21).

Dessert

Yaourt nature enrichi avec du chocolat râpé (à 70 % de cacao minimum) et des cerneaux de noix ou des amandes effilées ou Faisselle aux céréales de type muesli.

À RETENIR

Ce menu contient tous les bons micronutriments et oligo-éléments des légumes variés, des fruits, des noix et du chocolat.

11. Menu du week-end

Entrée

Soupe de concombre et petits pois à la menthe (recette 5).

Plat principal

Volaille marinée au jus de citron et gingembre puis cuite en cocotte avec des légumes variés
ou Filet mignon en croûte aux pruneaux ou aux abricots secs (recette 25).

Dessert

Riz au lait et coulis de fruits rouges (recette 39)
ou Clafoutis aux fruits rouges (recette 33).

À RETENIR

Ce menu, riche en protéines, peut être réservé au déjeuner familial du week-end. Il associe les bonnes molécules des légumes, des fruits, des épices et des noix ainsi que la lutéine des petits pois et du concombre.

12. Menu de l'océan

Entrée

Avocat aux crevettes ou Anchoïade au cumin (recette 11).

Plat principal

Choucroute nature aux poissons des mers froides (recette 18) ou Filets de flétan en croûte de fenouil (recette 14).

Dessert

Glace à la vanille ou au citron arrosée d'un coulis de fruits rouges ou Petits soufflés au chocolat et aux framboises (recette 32).

À RETENIR

On trouve dans ce menu des oméga-3 avec les polyphénols de l'avocat, par ailleurs riche en vitamines des groupes A, B, C et E, et les flavonoïdes antioxydants des fruits rouges, qui permettent de limiter les mauvaises proliférations et la vascularisation des tumeurs.

13. Menu champignons

Entrée

Champignons de Paris farcis au fromage frais type Saint-Moret avec des herbes et de l'ail écrasé, et doucement gratinés au gril du four
ou Tartines de pain aux céréales garnies de fromage frais aux herbes et à l'ail, additionné d'un peu de curcuma et d'une pincée de poivre.

Plat principal

Lapin aux champignons et au thym (recette 27).

Dessert

Poires ou bananes au chocolat vanillé (recette 34).

À RETENIR

Les plus du lapin sont les acides gras polyinsaturés. Les bonnes molécules des champignons (en particulier le lentinane), de l'ail, du chocolat, des noix et des amandes sont toujours là pour remplir leurs fonctions « anticancer ».

40 recettes pour respecter les bons équilibres

CONSEIL

Servez bien chaud avec des croûtons dorés et aillés.

1. Potage à l'oignon et au chou

Pour 4-6 personnes • Préparation : 15 min • Cuisson : 35 min environ

Ingrédients

- *3 oignons rouges moyens (environ 300 g)*
- *1 gousse d'ail*
- *1/2 chou rouge*
- *croûtons dorés*
- *100 g d'emmental râpé*
- *huile d'olive*
- *sel, poivre*

Faites revenir les oignons émincés dans une poêle anti-adhésive avec un peu d'huile d'olive et la gousse d'ail écrasée. Réservez.

Après avoir fait cuire le chou à la vapeur pendant environ 20 minutes, mixez-le grossièrement avec un peu de jus de cuisson.

Mouillez les oignons et l'ail avec un peu de jus de cuisson du chou et laissez-les mijoter pendant 5 à 10 minutes en remuant de temps en temps.

Mélangez le chou mixé avec la compotée d'oignons, salez et poivrez et amenez l'ensemble à la consistance d'une soupe en complétant avec le reste du jus de cuisson du chou. Saupoudrez d'emmental râpé et passez au gril du four chaud pour faire fondre le fromage.

2. Potage de radis et pommes de terre

Pour 4-6 personnes • Préparation : 15 min • Cuisson : 10-12 min

Ingrédients

- *1 botte de radis (on n'utilise que les fanes)*
- *4 grosses pommes de terre ou 2 patates douces*
- *1 gousse d'ail écrasée*
- *20 cl de crème allégée épaisse ou semi-épaisse ou de lait demi-écrémé*
- *1 pincée de gros sel marin*

Faites tremper, lavez et émincez les fanes des radis puis faites-les cuire 10 minutes à feu doux dans 10 cl d'eau avec la gousse d'ail écrasée et du gros sel marin.

Pendant ce temps, épluchez et faites cuire les pommes de terre ou les patates douces, à la vapeur de préférence.

Égouttez-les et mixez-les avec les fanes de radis dans leur jus de cuisson.

Portez à ébullition, ajoutez la crème allégée ou le lait et rectifiez l'assaisonnement.

VARIANTE

Vous pouvez remplacer l'ail par du gingembre râpé.

3. Crème de betteraves aux noix, noisettes ou pistaches

Pour 4 personnes • Préparation : 25 min • Cuisson : 20 min

CONSEIL

Vous pouvez déguster cette crème de betteraves en soupe fraîche mais aussi sur des toasts, en apéritif.

Ingrédients

- *3 betteraves rouges de taille moyenne*
- *2 tomates rondes bien mûres*
- *1 poivron rouge ou jaune*
- *1 oignon rouge*
- *30 g de poudre de noix, noisettes ou pistaches non salée*
- *1 cuil. à soupe de jus de betterave*
- *1 cuil. à soupe d'huile d'olive*
- *1 cuil. à soupe de vinaigre de Xérès*
- *1 tranche de pain de mie aux céréales (facultatif)*
- *sel, poivre*

Coupez en cubes trois betteraves rouges déjà cuites et pelées.

Pelez deux tomates rondes après les avoir ébouillantées et ôtez les pépins.

Passez au gril du four le poivron coupé en quatre dans le sens de la longueur. Lorsque la peau devient en partie noire, pelez les morceaux de poivron à chaud.

Enfin, émincez l'oignon.

Ajoutez la poudre de noisettes, de noix ou de pistaches. Mélangez au mixer tous ces éléments avec le jus de betterave, l'huile d'olive et le vinaigre de Xérès. Assaisonner avec un peu de sel et poivre à votre convenance. Pour épaissir le mélange, vous pouvez ajouter la mie d'une tranche de pain aux céréales.

4. Velouté de potimarron et châtaignes

Pour 4-6 personnes • Préparation : 10 min • Cuisson : 20 min

Ingrédients

- *1/2 potimarron (environ 500 g)*
- *20 cl de crème allégée semi-épaisse*
- *20 grosses châtaignes*
- *1 cuil. à café de curcuma*
- *lait demi-écrémé*
- *coriandre fraîche*
- *sel, poivre*

Préparez une purée de potimarron en le faisant cuire dans de l'eau salée pendant 20 minutes puis en le mixant avec un peu d'eau de cuisson, jusqu'à obtenir une purée épaisse.

Pendant ce temps, faites cuire les châtaignes également environ 20 minutes puis épluchez-les quand elles sont encore chaudes.

Ajoutez-les à la purée de potimarron et mixez le tout avec la crème, jusqu'à obtention d'une crème mousseuse.

Assaisonnez avec une cuillerée à café de curcuma, un peu de sel et de poivre.

Amenez à la consistance souhaitée avec du lait demi-écrémé ou le jus de cuisson du potimarron.

Servez bien chaud avec de la coriandre fraîche.

VARIANTE

Vous pouvez remplacer la crème par du lait de coco et le curcuma par du cumin, pour un goût plus prononcé.

5. Soupe de concombre et petits pois à la menthe

Pour 4 personnes • Préparation : 5-10 min • Cuisson : 20 min

Ingrédients

- *200 g de petits pois*
- *1 concombre (environ 200 g)*
- *20 cl de crème allégée*
- *feuilles de menthe fraîche*

Faites cuire les petits pois à la vapeur ou à l'eau frémissante pendant 20 minutes. Mixez-les avec le concombre. Ajoutez la crème allégée, ajustez à la bonne consistance et parfumez avec les feuilles de menthe fraîche. Cette soupe se consomme fraîche.

6. Soupe de légumes verts ou rouges

Légumes verts : choux, haricots…
Légumes rouges : tomates pelées, poivrons grillés et pelés, oignons rouges…

Pour 4-6 personnes • Préparation : 5 min (ou plus si vous devez éplucher les légumes) • Cuisson : 10 à 20 min selon les légumes choisis

CONSEIL

Pour potentialiser les effets du curcuma, n'oubliez pas d'ajouter une petite pincée de poivre noir

Ingrédients

- *500 g de légumes frais ou surgelés, crus ou précuits, seuls ou en mélange*
- *20 cl de crème liquide ou semi-épaisse allégée ou 20 cl de lait de soja*
- *curcuma ou autre épice à votre goût*
- *sel, poivre*

Faites cuire les légumes de votre choix à la vapeur pour conserver intactes leurs bonnes molécules et éliminer en partie les produits chimiques.

Mixez-les avec la crème allégée ou le lait de soja et assaisonnez selon votre goût et votre inspiration.

Par exemple, un chou rouge cuit à la vapeur pendant 20 minutes peut être mixé avec de la crème, une gousse d'ail écrasée et une cuillère à café de curcuma.

Diluez cette soupe avec de l'eau ou du bouillon de légume (en cube) à la consistance désirée.

Cette soupe peut être servie chaude en hiver et froide en été.

7. Velouté de courgettes au curry

Pour 4-6 personnes • Préparation : 15 min • Cuisson : 30 min

Ingrédients

- *800 g de courgettes*
- *1 oignon doux*
- *1 gousse d'ail écrasée*
- *3 cuil. à café de curry*
- *1 bouillon de légumes en cube*
- *20 cl de lait de coco*
- *le jus d'1/2 citron*
- *sel*

Faites revenir l'oignon émincé et l'ail puis saupoudrez-les de curry.

Préparez le bouillon de légumes avec 50 cl d'eau bouillante.

Détaillez les courgettes en dés et mouillez-les avec le lait de coco et le bouillon.

Ajoutez les oignons et l'ail puis couvrez et faites cuire 20 minutes à feux doux.

Mixez, ajoutez le jus de citron et salez modérément.

CONSEIL

Vous pouvez, au moment de mixer, ajouter un ou deux petits fromages frais style carré frais. Les enfants adoreront cette soupe onctueuse ! Dans ce cas, ayez la main légère sur le sel.

8. Crème de poivrons aux noix

Pour 4-6 personnes • Préparation : 15 min • Cuisson : 25 min

Ingrédients

- *3 poivrons colorés*
- *1 oignon doux*
- *1 gousse d'ail*
- *1 cuil. à soupe d'huile d'olive*
- *1 à 2 cuil. à soupe d'huile de noix*
- *1 cuil. à café de vinaigre de Xérès*
- *50 g de cerneaux de noix (ou de noisettes, pistaches...)*
- *piment d'Espelette ou paprika*
- *sel, poivre*

Coupez les poivrons en quatre dans le sens de la longueur et épépinez-les.

Faites-les griller au four en position gril jusqu'à ce que leur peau noicisse (il faut compter environ 20 minutes).

Pelez-les dès la sortie du four.

Faites revenir l'oignon émincé et l'ail écrasé dans l'huile d'olive.

Ajoutez-y les poivrons pelés et couvrez pour confire légèrement l'ensemble à feu très doux pendant quelques minutes.

Mixez le tout avec l'huile de noix, le vinaigre et enfin les noix pour obtenir une pâte homogène.

Assaisonnez avec un peu de piment d'Espelette ou de paprika, salez et poivrez selon votre goût.

9. Crème d'aubergines aux baies roses

Pour 4-6 personnes • Préparation : 10 min •
Cuisson : 20 min environ

Ingrédients

- *2 aubergines*
- *1 poivron rouge*
- *1 cuil. à soupe d'huile d'olive*
- *1 gousse d'ail*
- *1 cuil. à soupe de baies roses*
- *sel, poivre*

Placez les aubergines coupées en deux dans le sens de la longueur sous le gril de votre four pendant 20 minutes en les retournant à mi-cuisson. Puis laissez-les encore 10 minutes au four à 200 °C pour qu'elles deviennent bien souples.

Dans le même temps, coupez le poivron en quatre dans le sens de la longueur et épépinez-le, puis faites-le griller au four pendant environ 20 minutes. Pelez-le dès que vous le sortez du four, la peau doit s'enlever facilement.

Mixez les aubergines avec le poivron, l'huile d'olive, la gousse d'ail écrasée, les baies roses, le sel et le poivre.

VARIANTE

Vous pouvez remplacer les baies roses par une cuillerée à café de curcuma.

VARIANTE

10. Salade blanche aux pignons de pin

Pour 4 personnes • Préparation : 20 min • Marinade : 2 h minimum

Ingrédients

- *1 bulbe de fenouil*
- *3 endives*
- *2 pommes de type Granny Smith*
- *raisins secs ou baies de canneberge ou de goji*
- *huile de noix ou d'olive*
- *le jus d'1 citron*
- *50 g de pignons de pin*
- *baies roses (facultatif)*
- *50 g de copeaux de parmesan*

Émincez finement le bulbe de fenouil et les endives et coupez les pommes en petits dés.
Préparez une marinade en mélangeant les raisins secs (ou les baies choisies), le jus de citron, l'huile et les pignons de pin. Vous pouvez aussi ajouter des baies roses.
Mettez le fenouil et les endives émincés ainsi que les dés de pomme dans cette marinade, mélangez bien et laissez reposer au moins 2 h.
Au moment de servir, parsemez la salade de copeaux de parmesan.

VARIANTE

Vous pouvez remplacer les pignons de pin par des noix variées (noix, noix de cajou, noix de macadamia…).

CONSEIL

Servez cette anchoïade avec des tranches de pain complet grillé.

11. Anchoïade au cumin

Pour 4 personnes • Préparation : 5 min • Pas de cuisson

Ingrédients

- *1 boîtes d'anchois à l'huile d'olive (100 g)*
- *4 petits-suisses au lait demi-écrémé ou écrémé*
- *cumin et/ou ciboulette*

Mixez les anchois avec les petits-suisses.
Assaisonnez avec un peu de cumin et/ou de la ciboulette finement émincée.

12. Salade de pastèque à la feta et à la menthe fraîche

Pour 4 personnes • Préparation : 10 min • Pas de cuisson

Ingrédients

- *1/2 pastèque*
- *1 melon*
- *200 g de feta*
- *1 cuil. à soupe d'huile d'olive*
- *le jus d'1 citron*
- *2 ou 3 branches de menthe fraîche*
- *graines de sésame ou de lin*

Coupez la pastèque, le melon et la feta en petits dés.
Arrosez le tout avec l'huile d'olive et le jus de citron.
Ajoutez les feuilles de menthe finement ciselées et parsemez de graines de sésame ou de lin.
Servez bien frais.

13. Filets de poisson à la crème de thé

Pour 4 personnes • Préparation : 10 min • Cuisson : 7-8 min

Ingrédients

- *4 filets de poisson de 150 g chacun (saumon, cabillaud, églefin, colin…)*
- *40 cl de crème fraîche liquide allégée*
- *1 cuil. à soupe de thé vert japonais*
- *1 morceau de gingembre frais*
- *2 bulbes de citronnelle ou 1 cuil. à soupe de curry*
- *sel, poivre*

Portez à ébullition la crème liquide et versez-y le thé vert. Laissez infuser au moins 5 minutes puis passez cette crème à la passoire (chinois).

Parfumez-la avec des épices selon votre goût : gingembre râpé, curry ou citronnelle.

Faites cuire les filets de poissons au court-bouillon ou à la vapeur, salez et poivrez-les puis nappez-les avec la sauce au thé.

CONSEIL

- *Vous pouvez accompagner ces filets de poissons avec des tagliatelles ou des carottes cuites à la vapeur et parfumées au cumin.*
- *Pour le repas du soir, utilisez un thé sans théine comme le rooibos.*
- *Vous pouvez remplacer la crème liquide par de la crème de soja, riche en protéines et pauvre en matières grasses.*

14. Filets de flétan en croûte de fenouil

Pour 4 personnes • Préparation : 15 min • Cuisson : 30 min

Ingrédients

- *500 à 600 g de filets de poisson à chair ferme (cabillaud, bar, saumon…)*
- *1 pâte feuilletée toute prête*
- *2 bulbes de fenouil*
- *herbes aromatiques : coriandre, marjolaine ou aneth*
- *le jus de 2 citrons*
- *1 œuf et un peu de lait pour dorer la pâte*
- *curcuma*
- *sel, poivre*

Séchez bien les filets de poisson dans du papier absorbant puis déposez-les sur un lit de bulbes de fenouil finement émincés placés sur la pâte feuilletée.

Assaisonnez avec des herbes douces comme de la coriandre, de la marjolaine ou de l'aneth, pour renforcer le goût du fenouil.

Refermez bien la pâte (vous pouvez coller les bords avec un peu d'eau ou de blanc d'œuf), dorez-la au jaune d'œuf mélangé à un peu de lait et mettez le tout dans un grand plat allant au four. Pensez à faire un trou sur le dessus de la pâte.

Préchauffez le four à 180 °C puis faites cuire pendant environ 30 minutes.

Découper délicatement les filets en croûte avec un couteau électrique ou à dents très fines.

Servez chaud avec le jus de citron.

CONSEIL

- *Parfumez le jus de citron avec des feuilles de basilic frais finement ciselées que vous ajouterez au dernier moment.*
- *Vous pouvez aussi assaisonner avec un mélange d'algues séchées, de sel marin et de poivre, selon votre goût.*

15. Gratinée de poisson aux trois purées

Pour 4 personnes • Préparation : 25 min • Cuisson : 25 min

Ingrédients

- *4 filets de poisson de votre choix*
- *1 bouillon de légumes en cube*
- *1 mélange d'algues tout prêt ou des algues wakame*
- *40 cl de lait demi-écrémé*
- *100 g de pomme de terre ou de patate douce*
- *100 g de carottes*
- *100 g de brocolis*
- *1 gousse d'ail écrasée (facultatif)*
- *curcuma ou coriandre*
- *120 g de fromage râpé*
- *sel, poivre*

Utilisez les restes de poissons déjà cuits ou pochez, sans faire bouillir, des filets de poissons dans un bouillon de légumes avec une cuillère à soupe d'algues.

Mixez les poissons dans le bouillon jusqu'à obtention d'une pâte semi-liquide.

Faites cuire séparément les pommes de terre (ou la patate douce), les carottes et les brocolis en quantités égales. Vous pouvez ajouter au brocoli un peu d'ail écrasé.

Mixez séparément les légumes cuits avec un peu de lait pour obtenir trois purées que vous assaisonnerez avec des épices à votre goût (curcuma, coriandre…). Salez et poivrez.

Dans un plat allant au four, étalez ces trois purées en couches successives en intercalant le poisson mixé. Parsemez de fromage râpé et faire gratiner au four 5 à 10 minutes.

VARIANTE

Vous pouvez pocher les filets dans un peu de lait de soja additionné d'algues, de sel et de poivre

CONSEIL

Vous pouvez décorer la crème avec de la coriandre fraîche finement ciselée. Vous pouvez aussi récupérer le corail des noix de Saint-Jacques après cuisson et le mixer avec la crème de potimarron.

16. Coquilles Saint-Jacques ou pétoncles en corbeille de chou

Pour 4 personnes • Préparation : 10 min • Cuisson : 25 min

Ingrédients

- *1/2 chou frisé ou pommé*
- *1/2 potimarron (ou 1 tranche de courge)*
- *20 cl de crème allégée épaisse*
- *12 noix de coquille Saint-Jacques ou 200 g de noix de pétoncles*
- *cumin ou curcuma*
- *huile d'olive*
- *sel, poivre*

Faites cuire le chou à la vapeur pendant environ 20 minutes.

Ôtez et réservez les feuilles du milieu pour en faire 4 petites corbeilles.

Pendant la cuisson du choux faites aussi cuire le potimarron dans de l'eau salée pendant 20 minutes puis égouttez-le et mixez-le avec la crème allégée.

Parfumez cette crème avec une cuillerée à soupe de cumin ou de curcuma, salez et poivrez.

Faites sauter les pétoncles ou les noix de Saint-Jacques dans un peu d'huile d'olive pour les dorer des deux côtés.

Déposez-les dans les corbeilles de chou chaudes et nappez-les avec la crème de potimarron juste avant de servir.

17. Fondue de poireaux et de mangues aux crevettes ou aux noix de pétoncles

Pour 4 personnes • Préparation : 15 min •
Cuisson : 20 min + 3 min environ

Ingrédients

- *1 kg de blancs de poireaux*
- *2 mangues pas trop mûres*
- *500 g de queues de crevettes décortiquées déjà cuites ou de noix de pétoncles*
- *huile d'olive*
- *sel*

Coupez les blancs de poireaux en fines rondelles et faites-les fondre à feu doux pendant environ 20 minutes dans de l'huile d'olive. Salez sans excès.

Au dernier moment, ajoutez les morceaux de mangue fraîche.

Mélangez cette fondue avec les crevettes ou les noix de pétoncles rapidement poêlées.

CONSEIL

Du riz semi-complet cuit à l'eau sera le bienvenu pour accompagner ce plat.

CONSEIL

Vous pouver ajouter du persil ou de la coriandre.

18. Choucroute nature aux poissons des mers froides

Pour 4 personnes • Préparation : 15 min • Cuisson : 20-25 min

Ingrédients

- *600 à 800 g de filets de poissons variés : maquereau, sardine, saumon, flétan, cabillaud…*
- *1 kg de choucroute nature cuite au vin blanc*
- *8 pommes de terre moyennes*
- *10 baies de genièvre*
- *10 grains de poivre noir*
- *1 munster*
- *20 cl de lait demi-écrémé*
- *1 cuil. à soupe de cumin*

Faites précuire les filets de poissons à la vapeur pendant 5 à 15 minutes selon leur taille.

Assaisonnez la choucroute avec les baies de genièvre et les grains de poivre.

Préparez la sauce au munster : pelez le fromage puis faites-le fondre à la bonne consistance dans le lait demi-écrémé et assaisonnez avec une cuillère à soupe de cumin (ajustez selon votre goût).

Placez la choucroute et le poisson dans un plat couvert allant au four et mettez à chauffer pendant 5 minutes.

Vous pouvez aussi parfumer cette choucroute aux poissons avec une infusion de thé vert/citronnelle (10 cl) que vous ajoutez au dernier moment.

Servez avec les pommes de terre cuites à l'eau et pelées.

19. Blancs de poulet à la crème de thé

Pour 4 personnes • Préparation : 10 min • Cuisson : 10 min

Ingrédients

- *4 blancs de poulet*
- *40 cl de crème liquide allégée*
- *thé indien Darjeeling ou chinois Pur Er*
- *1 morceau de gingembre frais ou tandoori ou curry*
- *huile d'olive*
- *400 g de pâtes (spaghettis ou tagliatelles) ou 400 g d'un mélange de brocolis et petit pois ou fèves ou 400 g d'un mélange de fruits (pomme, poire, pêche...)*
- *sel, poivre*

Faites rissoler les blancs de poulet coupés en petits dés dans un filet d'huile d'olive, salez et poivrez puis réservez-les.

Portez à ébullition la crème liquide et versez-y le thé choisi.

Laissez infuser au moins 5 minutes puis passez cette crème au chinois et parfumez-la avec une pincée de gingembre frais ou des épices, comme une cuillère à café de tandoori ou de curry.

Dans la poêle encore chaude, mélangez les morceaux de poulet avec la crème sans faire bouillir le mélange. Servez avec l'accompagnement choisi.

CONSEIL

Vous pouver ajouter du persil ou de la coriandre.

CONSEIL

Vous pouvez parsemer votre parmentier d'un peu de chapelure (écrasez finement 2 ou 3 biscottes au rouleau à pâtisserie).

20. Parmentier de volaille à la patate douce et aux carottes

Pour 4 personnes • Préparation : 10 min • Cuisson : 20 min

Ingrédients

- *4 filets ou des restes de volaille (environ 400 g)*
- *2 oignons doux*
- *200 g de patates douces*
- *200 g de carottes*
- *20 cl de lait demi-écrémé ou de crème liquide allégée*
- *baies de canneberge ou raisins secs*
- *cumin, coriandre ou estragon*

Avec des restes de volaille (poulet, dinde, canard…), vous pouvez cuisiner un parmentier original. Mixez ou hachez la viande déjà cuite et assaisonnez-la avec des oignons doux finement hachés et précuits, du cumin, de la coriandre ou de l'estragon, selon votre goût.

Faites cuire séparément, de préférence à la vapeur, les patates douces et les carottes que vous mixerez ensuite, avec le lait ou la crème, pour obtenir deux purées.

Ajoutez à ces purées des baies de canneberge fraîches ou sèches ou des raisins secs réhydratés.

Dans un plat allant au four, déposez la viande hachée puis vos purées en deux couches successives.

Faites cuire au four préchauffé à 180 °C pendant environ 10 minutes.

21. Chou rouge farci à la volaille

Pour 4 personnes • Préparation : 15 min • Cuisson : 40 min

Ingrédients

- *2 choux rouges*
- *400 g de blancs ou de cuisses de volaille (poulet, dinde, canard…)*
- *2 œufs*
- *1 oignon moyen ou de la ciboulette*
- *persil ou coriandre*
- *huile d'olive*

Faites cuire les choux coupés en deux verticalement à la vapeur ou à feu doux avec un peu d'eau dans une casserole couverte pendant environ 15 minutes.

Évidez les demi-choux de façon à former 4 corbeilles, réservez les feuilles centrales.

Mixez ou hachez la viande. Mélangez-la avec les œufs, l'oignon finement haché et les aromates, puis façonnez 4 boulettes égales.

Après avoir fait revenir pendant quelques minutes dans un peu d'huile d'olive les quatre boulettes de viande, garnissez les quatre corbeilles de choux et fermez-les avec les feuilles réservées.

Dans un plat allant au four ou une cocotte en fonte, faites cuire les corbeilles à couvert au four chauffé à 200 °C pendant environ 20 minutes.

VARIANTE

Vous pouvez remplacer la volaille par du bœuf ou du porc haché.

22. Poulet à la citronnelle et au lait de coco

Pour 4 personnes • Préparation : 10 min • Cuisson : 45 min

Ingrédients

- *4 blancs ou cuisses de poulets désossés*
- *2 oignons doux*
- *40 cl d'infusion de feuilles de citronnelle*
- *40 cl de lait de coco*
- *1 morceau de gingembre frais*
- *2 ou 3 bulbes de citronnelle*
- *huile d'olive*

Faites revenir le poulet coupé en petits morceaux dans un peu d'huile d'olive avec les oignons émincés. Mouillez avec l'infusion de citronnelle et laisser mijoter pendant au moins 10 minutes. Ajoutez le lait de coco, le gingembre frais râpé et les bulbes de citronnelle ciselés et laissez de nouveau mijoter pendant 30 minutes.

CONSEIL

Ce plat peut être accompagné de riz complet type basmati ou de brocolis.

23. Tagine de poulet ou d'agneau aux légumes variés

Pour 6 personnes • Préparation : 5 min •
Cuisson : 1 h (poulet) ou 1 h 30 (agneau)

Ingrédients

- *1 poulet en morceaux ou 1 kg de morceaux d'agneau*
- *1 kg de légumes en mélange : pomme de terre, fenouil, carottes, navets, pois chiches...*
- *1 cuillère à soupe de ras el hanout*

Faites mijoter dans une cocotte en fonte ou mieux, dans un plat à tagine, les morceaux de viande et les légumes avec le ras el hanout. Le temps de cuisson est d'environ 1h pour le poulet, 1h30 pour l'agneau.

CONSEIL

Vous pouvez remplacer le ras el hanout par un mélange de curcuma et de poivre pour profiter des bienfaits des curcumines.

24. Potée de poulet ou de porc aux légumes variés

Pour 6 personnes • Préparation : 15 min • Cuisson : 2 h environ

Ingrédients

- *1 poulet ou 1 bon filet de porc coupés en morceaux*
- *1 kg de légumes variés au choix : pommes de terre coupées en deux, choux de bruxelles, lentilles, rondelles de carottes, navet…*
- *50 cl de bouillon de légumes*
- *1 bouquet garni*

Après les avoir fait revenir rapidement dans un peu d'huile, mouillez les morceaux de viande avec le bouillon de légumes. Laissez mijoter dans une cocotte couverte pendant 1 h 30 environ puis ajoutez les légumes, ainsi que le bouquet garni et poursuivez la cuisson encore environ 30 minutes pour que les légumes soient bien fondants.

25. Filet mignon en croûte aux pruneaux ou aux abricots secs

Pour 4 personnes • Préparation : 10 min • Cuisson : 45 min à 1 h

Ingrédients

- *500 g de filet mignon*
- *1 pâte feuilletée toute prête*
- *3 échalotes ou deux oignons doux moyens*
- *10 pruneaux dénoyautés ou 10 abricots secs dénoyautés*
- *1 œuf et un peu de lait pour dorer la pâte*
- *sel, poivre*

Étalez la pâte, déposez un lit d'échalotes ou d'oignons doux finement émincés puis placez le filet mignon par-dessus.

Posez les pruneaux ou les abricots secs dénoyautés sur le filet.

Refermez soigneusement la pâte feuilletée (vous pouvez coller les bords avec un peu d'eau ou de blanc d'œuf), dorez-la au jaune d'œuf mélangé à un peu de lait et mettez le filet dans un grand plat allant au four. N'oubliez pas de ménager une cheminée d'environ 1 cm de diamètre sur la pâte.

Préchauffez le four à 180 °C puis faites cuire de 45 minutes à 1 heure selon le poids du filet. La pâte doit être bien dorée et croustillante.

Coupez le filet avec un couteau électrique ou à dent très fines.

Servez bien chaud avec en garniture, par exemple, du chou vert cuit avec des pommes vertes de type Granny Smith.

VARIANTE

- *Vous pouvez remplacer les fruits par un mélange de champignons (pleurotes, shiitaké...) et d'herbes aromatiques (persil, ciboulette, oignon blanc...) assaisonnés d'ail, de poivre et de piment d'Espelette.*
- *Autre possibilité : remplacez les fruits par des carottes, du fenouil et du céleri.*

CONSEIL

Servez ce plat avec du riz complet ou un mélange de riz sauvages et avec la sauce, que vous pouvez épaissir avec un peu de maïzena ou d'agar-agar.

26. Souris d'agneau à la badiane et l'orange

Pour 4 personnes • Préparation : 15 min • Marinade : 1 nuit • Cuisson : 4 h

Ingrédients

- *4 souris d'agneau*
- *40 cl de jus d'orange*
- *20 cl de bouillon de légumes en cube*
- *4 oignons doux crus*
- *4 anis étoilés (badiane)*
- *4 clous de girofle ou 1 cuil. à café de cannelle en poudre*
- *safran ou mélange d'épices indiennes ou marocaines*

Faites mariner pendant toute une nuit au réfrigérateur les souris d'agneau dans un mélange de jus d'orange, de bouillon de légumes, d'oignons doux émincés, de badiane et autres épices à votre goût (clous de girofle, cannelle…).

Laissez cuire à couvert dans une cocotte au four, à 100 °C, pendant 4 heures dans la moitié du jus de la marinade.

Faites réduire le reste du jus en l'assaisonnant au dernier moment soit avec du safran, soit avec un mélange d'épices indiennes ou marocaines.

27. Lapin aux champignons et au thym

Pour 4 personnes • Préparation : 10 min • Cuisson : 35 min

Ingrédients

- *1 lapin coupé en morceaux ou 4 râbles ou 4 cuisses*
- *champignons variés (pleurotes, shiitaké…)*
- *1 gousse d'ail écrasée*
- *1 cuil. à café de 5-épices*
- *quelques baies roses*
- *une dizaine de pruneaux ou d'abricots ou une petite poignée de raisins secs*
- *huile d'olive*
- *1 grosse branche de thym pour faire une infusion*
- *sel, poivre*

Faites revenir les morceaux de lapin pendant quelques minutes dans un peu d'huile avec des champignons variés, de l'ail et des épices.

Préparez une infusion de thym puis mouillez la viande avec cette infusion et faites mijoter au four pendant 30 minutes avec des fruits secs réhydratés (pruneaux, abricots ou raisins secs). Salez et poivrez.

CONSEIL

Servez ce plat avec du riz complet ou un mélange de riz sauvages et avec la sauce, que vous pouvez épaissir avec un peu de maïzena ou d'agar-agar.

CONSEIL

Ce risotto peut se suffire à lui-même pour le soir ou s'accompagner de poulet cuit ou de coquilles Saint-Jacques simplement sautées à la poêle avec un filet d'huile d'olive.

VARIANTE

Vous pouvez remplacer le thé par une infusion ou une décoction de citronnelle.

28. Risotto au thé vert ou au rooibos

Pour 4 personnes • Préparation : 10 min • Cuisson : environ 1 h

Ingrédients

- *200 g de riz spécial risotto*
- *2 ou 3 oignons rouges*
- *1 ou 2 cubes de bouillon de volaille ou de légumes*
- *1 gousse d'ail écrasée*
- *1 cuillerée à soupe de thé vert japonais ou chinois ou de thé rouge rooibos*
- *Au choix : légumineuses (petits pois, fèves, lentilles vertes…) ou légumes verts (brocolis, haricots verts) ou champignons (pleurotes, cèpes, shiitaké…)*
- *20 cl de crème liquide allégée ou de crème de soja*
- *parmesan (facultatif)*

Faites sauter le riz avec les oignons émincés.

Faites dissoudre le ou les cubes de bouillon de volaille ou de légumes dans 50 à 75 cl d'eau avec la gousse d'ail écrasée.

En même temps, préparez votre infusion de thé. Dans 40 cl d'eau à 90 °C, faites infuser le thé pendant au moins 10 minutes.

Lorsque les grains de riz deviennent translucides et que les oignons émincés brunissent, mouillez le riz dans la sauteuse avec une partie du bouillon.

Baissez le feu et laissez mijoter le riz qui va gonfler doucement. Une fois le bouillon absorbé par le riz, poursuivez la cuisson en ajoutant du bouillon et terminez la cuisson avec l'infusion de thé.

Faites cuire les légumes choisis à part (durée variable selon votre choix) puis ajoutez-les au riz.

Terminez la cuisson en ajoutant de la crème liquide ou de crème de soja. Vous pouvez aussi enrichir votre risotto avec du parmesan.

29. Quiche aux épinards et aux poires

Pour 4 personnes • Préparation : 15 min • Cuisson : 35 min

Ingrédients

- *1 pâte feuilletée toute prête*
- *4 œufs*
- *40 cl de lait*
- *500 g d'épinards hachés*
- *4 poires*
- *curcuma*
- *sel, poivre*

Battez les œufs entiers en omelette avec le lait et ajoutez ensuite les épinards bien égouttés, mélangez bien.

Assaisonnez avec curcuma, sel, poivre par exemple.

Faites pocher les poires pelées dans de l'eau bouillante pendant 5 minutes.

Étalez la pâte dans un plat allant au four, versez le mélange œufs/épinards et disposez les demi-poires en étoile, la partie bombée vers le haut.

Faites cuire au four préchauffé à 200 °C pendant environ 30 minutes.

CONSEIL

Vous pouvez enrichir le mélange œufs/épinards avec 100 g de fromage râpé type gruyère ou parmesan.

30. Quiche aux céréales

Pour 4 personnes • Préparation : 5 min • Repos : 10 min • Cuisson : 20 min

Ingrédients

- *4 œufs*
- *40 cl de lait demi-écrémé*
- *200 g de céréales non sucrées de type muesli*
- *1 pâte brisée*
- *fruits secs et/ou noix (facultatif)*

Battez les œufs en omelette avec le lait et ajoutez les céréales que vous pouvez enrichir avec des fruits secs (raisin, baies de canneberge ou de goji…) et/ou des noix (noix, noisettes, amandes…).

Après avoir laissé reposer ce mélange pendant 10 minutes, versez-le sur la pâte et faites cuire au four pendant 20 minutes à 180 °C.

CONSEIL

Servez cette quiche avec une bonne salade de mesclun.

31. Omelette au curry et petits légumes

Pour 4 personnes • Préparation : 10 min • Cuisson : 15 min environ

Ingrédients

- *6 œufs moyens*
- *3 oignons doux et ou trois échalotes*
- *50 cl de lait demi-écrémé ou 20 cl de crème liquide allégée*
- *poivre, curry, garam massala*
- *1 gousse d'ail*
- *huile d'olive*
- *mélange de légumes méditerranéens ou autres légumes verts*

Faites revenir les oignons doux et/ou les échalotes émincées dans un filet d'huile d'olive puis ajoutez la gousse d'ail écrasée.

Faites cuire le mélange de légumes et réservez au chaud.

Battez les six œufs en omelette avec le lait ou la crème liquide.

Ajoutez une cuillère à café de poivre et quatre cuillères à thé de curry ou de garam massala. Lorsque les oignons sont légèrement dorés et la poêle bien chaude, versez les œufs battus sur les oignons et baissez le feu.

Quand l'omelette est encore baveuse, ajoutez les légumes réservés. Arrêtez le feu et laisser sécher l'omelette plus ou moins selon votre goût. Vous pouvez aussi la recouvrir pour la réserver au chaud.

VARIANTE

Vous pouvez remplacer les oignons par des champignons (pleurotes, shiitaké...).

CONSEIL

Vous pouvez aussi réaliser cette recette en hiver, en utilisant des framboises surgelées. Vous pouvez diminuer la dose de sucre pour un goût chocolaté plus corsé.

32. Petits soufflés au chocolat et aux framboises

Pour 4 personnes • Préparation : 15 min • Cuisson : 20 min environ

Ingrédients

- *10 g de maïzena*
- *20 cl de lait demi-écrémé*
- *200 g de chocolat noir à 70 % de cacao minimum*
- *2 œufs moyens*
- *15 g de margarine*
- *40 g de sucre semoule*
- *une vingtaine de framboises fraîches*

Diluez la maïzena dans environ 5 cl de lait froid, portez le mélange à ébullition et laissez cuire pendant 30 secondes. Faites chauffer le reste de lait, ajoutez-le au mélange et laissez épaissir.

Faites fondre le chocolat au bain-marie dans une cuillerée à soupe d'eau.

Mélanger les deux jaunes d'œufs avec le lait épaissi tiède puis ajoutez le chocolat fondu et fouettez pour bien l'incorporer.

Beurrez 4 moules à soufflé individuels puis sucrez-les.

Montez les blancs en neige bien ferme puis ajoutez le sucre. Continuez à fouetter pendant encore 2 minutes.

Incorporez un tiers des blancs d'œufs à la masse chocolatée et mélangez, puis ajoutez le reste des blancs et mélangez délicatement.

Versez la moitié de l'appareil dans les moules beurrés et sucrés, déposez 5 framboises dans chaque moule puis remplissez les moules jusqu'aux trois quarts avec le reste de l'appareil.

Enfournez dans un four préchauffé à 240 °C et surveillez la cuisson pendant environ 10 min.

Servez dès que le dessus des soufflés est doré.

33. Clafoutis aux fruits rouges

Pour 4 personnes • Préparation : 10 min • Cuisson : 30 min

Ingrédients

- *4 œufs moyens*
- *un mélange de maïzena/farine (100 g/100 g)*
- *50 cl de lait demi-écrémé*
- *1 cuil. à soupe d'huile de colza*
- *1 sachet de sucre vanillé*
- *margarine pour le moule*
- *mélange de fruits rouges (framboises, myrtilles, cassis, raisin noir, baies de canneberge…)*

Préparez une pâte à crêpes en mélangeant les jaunes d'œufs, le lait, le mélange maïzena/farine, l'huile et le sucre vanillé.
Vous pouvez battre les blancs en neige avant de les incorporer à cette pâte.
Ajoutez un peu de lait demi-écrémé si nécessaire, jusqu'à obtention d'une pâte semi-épaisse.
Graissez un moule à clafoutis avec un peu de margarine.
Répartissez les fruits rouges dans le moule puis versez la pâte sur les fruits.
Faites cuire environ 30 minutes à 180 °C.

VARIANTE

Vous pouvez remplacer les oignons par des champignons (pleurotes, shiitaké…).

34. Poires ou bananes au chocolat noir vanillé

Pour 4 personnes • Préparation : 10 min • Cuisson : 15 min

Ingrédients

- *100 g de chocolat noir à 70 % de cacao minimum*
- *10 cl de lait demi-écrémé*
- *1 gousse de vanille*
- *1 cuil. à café de cannelle*
- *4 bananes ou 4 demi-poires williams ou conférence*
- *amandes, noix, noisettes ou pistaches*

Faites fondre le chocolat dans le lait et ajoutez les graines de la gousse de vanille fendue et la cannelle. Versez le chocolat chaud sur les bananes ou sur les demi-poires épluchées et pochées dix minutes dans de l'eau bouillante parfumée à la cannelle. Saupoudrez d'amandes, de noix, de noisettes ou de pistaches écrasées.

VARIANTE

- *Vous pouvez remplacer la cannelle et la vanille par de la noix de muscade râpée ou des baies roses écrasées.*
- *Pour un goût plus prononcé, remplacez la vanille par des feuilles de menthe fraîche.*

35. Crumble aux fruits colorés

Pour 4 personnes • Préparation : 10 min • Cuisson : 20 min

Ingrédients

- *500 g de fruits frais (cerises, groseilles, cassis, framboises…) ou 200 g de fruits secs (raisins, baies de canneberge et de goji, abricots, pruneaux)*
- *100 g de margarine*
- *100 g de farine semi-complète ou complète*
- *50 g de sucre roux*

Préparez une pâte à crumble en mélangeant à la farine le sucre et la margarine, jusqu'à obtenir une consistance sableuse. Si vous n'avez pas de fruits frais, prenez des fruits surgelés ou utilisez des fruits secs à réhydrater dans 10 cl d'eau.

Déposez les fruits dans un moule ou un plat allant au four, répartissez la pâte sur les fruits et faites cuire à 200 °C pendant environ 20 minutes.

36. Salade d'agrumes à la menthe, pistaches et pépites de chocolat

Pour 4 personnes • Préparation : 10 min • Marinade : 2 h minimum • Pas de cuisson

Ingrédients

- *4 oranges ou 8 clémentines*
- *2 pamplemousses roses*
- *3 ou 4 branches de menthe fraîche*
- *50 g de pistaches émondées non salées*
- *25 g de pépites de chocolat*

Après les avoir épluchés, faites mariner les quartiers d'agrumes coupés en morceaux dans le jus récupéré, avec les feuilles de menthe ciselées, les pistaches et les pépites de chocolat.
Servez bien frais.

37. Fondue au chocolat

Pour 4-6 personnes • Préparation : 5 min

Ingrédients

- *200 g de chocolat à cuire à 70 % de cacao minimum*
- *un peu de sucre en poudre*
- *1 gousse de vanille*
- *1 cuil. à soupe de cannelle*
- *fruits frais variés, à choisir selon la saison : cerises, morceaux de pêche ou d'abricot, quartiers d'orange, de pamplemousse, de clémentine, rondelles de banane, morceaux d'ananas, quartiers de poire et de pomme…*

Faites fondre le chocolat dans très peu d'eau. Sucrez selon votre goût et parfumez le chocolat fondu avec les graines de la gousse de vanille et/ou la cannelle.
Maintenez le chocolat liquide en le faisant chauffer dans un bol à fondue.
Utilisez des piques à fondue pour tremper les fruits dans le chocolat.

VARIANTE

Vous pouvez épicer le chocolat avec du gingembre frais râpé, de la noix de muscade râpée, de la vanille ou encore des baies roses.

ATTENTION

Soyez vigilant si vous avez des enfants : les piques à fondue et le chocolat peuvent être brûlants.

CONSEIL

Dégustez ces clémentines avec un peu de sirop et une boule de sorbet au chocolat noir.

38. Clémentines à la nage

Pour 4 personnes • Préparation : 15 min • Cuisson : 10 à 15 min
À faire la veille

Ingrédients

- *8 clémentines non traitées*

Pour le sirop :

- *2 gousses de vanille,*
- *2 étoiles de badiane,*
- *2 bâtons de cannelle,*
- *2 grains de poivre noir,*
- *2 feuilles de clémentine,*
- *100 g de sucre*

Préparez le sirop : dans 1 litre d'eau, mettez tous les ingrédients nécessaires, amenez à ébullition, laissez frémir 3 minutes puis baissez le feu.

Pendant que le sirop chauffe, avec un couteau, tranchez les clémentines sans aller jusqu'à la chair, à mi-hauteur, en rond.

Enlevez la peau comme un chapeau en la détachant doucement. Avec un petit couteau, ôtez le reste des fils blancs. Les clémentines sont donc à moitié pelées dans le sens vertical. Quand elles sont prêtes, plongez-les dans le sirop frémissant, coupez le feu et laissez infuser 30 minutes sous un couvercle.

Placez au réfrigérateur pendant plusieurs heures, après complet refroidissement.

39. Riz au lait et coulis de fruits rouges

Pour 4 personnes • Préparation : 3 min • Cuisson : 40 min

Ingrédients

- *100 g de riz rond*
- *40 cl de lait demi-écrémé ou de lait de riz*
- *1 gousse de vanille*
- *1 cuil. à soupe de sucre en poudre*
- *50 g de poudre d'amande*
- *coulis de fruits rouges*

Faites bouillir le lait avec la gousse de vanille fendue dans le sens de la longueur puis ajoutez le sucre.

Versez le riz en pluie ainsi que la poudre d'amande et laissez cuire à feu très doux pendant environ 30 minutes en remuant jusqu'à épaississement. Si le riz est trop épais, ajoutez du lait.

Après complet refroidissement, servez avec un coulis de fruits rouges.

VARIANTE

Vous pouvez décorer avec des amandes effilées.

40. Bananes au tapioca

Pour 4 personnes • Préparation : 3 min • Cuisson : 15 min

Ingrédients

- *150 g de tapioca*
- *15 cl de lait*
- *15 cl de lait de coco*
- *2 bananes*
- *50 g de sucre (ou moins selon votre goût)*

Faites cuire le tapioca dans le lait et le lait de coco pendant environ 15 minutes, jusqu'à ce qu'il devienne translucide. Si le mélange est trop épais, ajoutez un peu d'eau ou mieux, d'infusion de thé en fin de cuisson. Ajoutez 2 bananes coupées en rondelles et le sucre, servez tiède.

4
Annexes

Index des recettes

Index général